Dr Jean LÉTANG

Médecin stagiaire au Val-de-Grâce.

Gall

ET

Son Œuvre

A. MALOINE, ÉDITEUR

25-27, rue de l'Ecole-de-Médecine | Rue de la Charité, 6
PARIS | LYON

1906

Dr Jean LÉTANG

Médecin stagiaire au Val-de-Grâce.

Gall

et

Son OEuvre

A. MALOINE, ÉDITEUR

25-27, rue de l'Ecole-de-Médecine	Rue de la Charité, 6
PARIS	LYON

1906

A MON PÈRE ET A MA MÈRE

*En reconnaissance de leur sollicitude
et de leur bonté.*

A MES FRÈRES

A MES PARENTS

A MES AMIS

A MON PRÉSIDENT DE THÈSE

Monsieur le Professeur LACASSAGNE

Professeur de Médecine légale à l'Université de Lyon
Officier de la Légion d'Honneur

A MES MAITRES DE TOULOUSE ET DE LYON

Nous sommes heureux de pouvoir exprimer toute
notre gratitude à M. le professeur Lacassagne qui
nous a inspiré l'idée de ce travail. Nous savons
combien ce sujet lui était cher, avec quelle persévérance il avait accumulé ses documents ; nous ne
saurions trop rendre hommage à la bienveillance qu'il
nous a témoignée et à la compétence dont il nous a
soutenu. Les heures passées près de vous, mon cher
maître, dans le laboratoire de médecine légale, ont
laissé en moi des souvenirs ineffaçables ; vos causeries
simples et pleines d'enseignements me rappelleront
votre soin à instruire les jeunes esprits. Vous m'avez
ouvert votre demeure et l'accueil charmant que j'ai
reçu dans votre famille m'a plus encore montré la
sollicitude dont vous aimez entourer vos élèves. C'est
pour moi un tribut de respect et de reconnaissance.

Nous adressons nos remerciements à tous les
maîtres qui ont contribué à notre instruction, à
MM. les D⁷ˢ Soulié et Bardier, de la Faculté de
médecine de Toulouse, à M. le professeur Prunet, de
la Faculté des sciences de Toulouse, qui nous a reçu
avec une particulière bienveillance. A MM. les

Drs Vialle et Pécheux, chirurgiens de l'hôpital Desge-
nettes, nous devons une grande part de notre éducation scientifique.

Nous remercions aussi M. le Dr Étienne Martin,
chef des travaux de médecine légale, M. le Dr Locard,
préparateur, et nous les assurons de notre meilleur
souvenir.

Nous exprimons enfin toute notre amitié à nos vieux
amis Raoul Merlateau, Jean Surchamp, Louis Pons
et au Dr Armengaud, médecin stagiaire au Val-de-
Grâce, que nous avons été très heureux d'avoir près
de nous pendant nos années d'École.

J. L.

INTRODUCTION

De tout temps le problème de la nature humaine a
occupé les esprits ; c'est que la pensée de l'homme en
manifestant son besoin de savoir ne pouvait trouver
de méditation plus séduisante que sa propre nature.
C'est la mise en jeu de son instinct de conservation :
sans être accusé d'égoïsme, il devait naturellement
exercer pour lui sa faculté de penser.

Un besoin pratique s'ajoute aux spéculations. La
communauté humaine a besoin de lois pour la régir :
elle a le droit de défense et le droit de sanction, mais
aussi l'obligation de rejeter l'arbitraire et de s'en
rapporter aux principes naturels. Ses lois doivent
être basées sur la connaissance de l'homme et non
dictées par les fictions d'une métaphysique incer-
taine ou d'une religion instable.

Le problème est aussi ancien que la société, mais
pour arriver à la conception actuelle, il a passé par
des phases nombreuses ; les systèmes philosophiques et les théories se sont succédé jusqu'au jour
où l'expérience a fait place aux procédés scientifiques. Dans cette évolution on a dû, devant une

question aussi vaste, recourir à la spécialisation ; les sciences diverses ont pris naissance et ont progressé individuellement.

Mais pour une solution effective il faut un homme, un philosophe, suivant le mot consacré, pour faire la synthèse générale, résumer les notions acquises et donner aux recherches une direction plus précise. Chaque science a donné le jour à quelque esprit supérieur, mais celui-ci peut être mathématicien, biologiste, sociologue, il lui manque la connaissance de l'homme physique, sans laquelle l'homme actif, pensant et aimant reste insaisissable. Nul mieux que le médecin n'est en situation de posséder tous les éléments nécessaires pour embrasser l'ensemble du problème.

Tous les médecins n'ont pas besoin d'être des philosophes, bien que chaque jour nous rapproche de cette nécessité ; mais si l'un d'eux porte sa curiosité jusqu'à étudier l'homme tout entier, si son esprit possède la vaste érudition des autres savants, il atteindra au faîte de la raison, il dépassera les progrès accomplis et devancera les progrès à venir.

L'histoire nous montre de nombreux exemples de ces hommes de génie, médecins devenus philosophes, ou philosophes révélés médecins par leurs dons naturels. Hippocrate, Galien, Hérophile, Erasistrate pratiquèrent l'art médical ; Platon et Aristote se créèrent des idées, sans doute fictives, sur l'anatomie et la physiologie ; les métaphysiciens du moyen âge ont marqué le besoin de connaissances plus profondes. Dans les temps modernes les psychologues expriment leur regret de ne pouvoir mêler à leurs études des notions approfondies sur l'homme physique, quelques-uns se livrent aux recherches biologiques et médicales, tous concluent que la nature de l'homme sera seulement élucidée avec l'aide des sciences anatomiques et physiologiques. Cette impression s'est surtout affirmée de nos jours, mais plusieurs l'avaient déjà pressentie et il est curieux de la trouver à la fin du xviiie siècle, à cette période si féconde en découvertes, à laquelle, semble-t-il, rien n'a été étranger. C'est ce qui se dégage de la physionomie de Gall, de sa vie et de son œuvre.

*
* *

Il semble téméraire de vouloir parler encore de l'illustre docteur qui a soulevé tant de controverses, provoqué tant de polémiques.

Son nom éveille le sourire des sceptiques : la cranioscopie et la phrénologie se présentent à l'esprit et aussitôt surgit l'évocation des têtes illustrées de traits noirs, emblème professionnel de certains commerçants. Les esprits réfléchis savent que Gall a d'autres titres pour la postérité, mais les critiques en ont été violentes, appuyées de noms autorisés ; il semble que tout ait été dit et que les discussions se soient apaisées avec la condamnation à l'oubli.

Notre maître, M. le professeur Lacassagne, nous montra que Gall valait mieux que ne l'avaient laissé entendre Maine de Biran, Flourens, Lélut et les métaphysiciens du siècle dernier. Le jugement de l'histoire était trop rigoureux, qui, pour quelques erreurs n'avait pas sanctionné l'hommage dû à un esprit foncièrement systématique et à une œuvre dont les penseurs, A. Comte en tête, et les médecins, avec Broussais surtout, se sont inspirés pour édifier les monuments dont on les honore aujourd'hui. On ne revient pas sans appréhension sur le jugement d'hommes qui ont régné sur la pensée de plus d'un demi-siècle ; mais la science ne nous apprend-elle pas chaque jour qu'il n'est rien d'absolu ? Les progrès sont constants, les acquisitions quotidiennes jettent une lumière nouvelle sur les faits hier admis et modifient les jugements. Les encouragements de notre maître eurent raison de nos hésitations : ce modeste travail n'aurait pas tout le développement que mérite le sujet, notre temps étant limité par des préoccupations d'un autre ordre et nos moyens ne nous permettant pas d'aller tout à fait au fond des spéculations psychologiques.

Nous sommes revenu sur Gall et, après nous être inspiré de sa vie, après avoir repris attentivement son œuvre, nous avons compris qu'il existe en lui mieux que le « père de la phrénologie », le charlatan transmis à l'histoire.

A la lecture de l'*Anatomie et physiologie du système nerveux* et des *Fonctions du cerveau*, on est surpris de l'oubli dans lequel est actuellement l'œuvre de Gall, et l'on est porté à se demander si les esprits qui l'ont critiqué ont réellement lu ces ouvrages. Les conceptions anatomiques et physiologiques y sont exprimées avec une force qui dénote un esprit imprégné de

profondes vérités, et les théories psychologiques ont
une netteté qui ne laisse aucun doute sur la sagacité
et les convictions de leur auteur. Un siècle a passé
depuis Gall, la lutte est apaisée, le moment ne saurait
être mieux choisi pour juger avec impartialité.

*
* *

Les trop zélés disciples de Gall n'eurent pas raison
de lui attribuer la première notion de l'importance
du cerveau dans la vie mentale de l'homme. Bien
avant lui on avait pressenti le rapport étroit qui
existe entre cet organe et l'intelligence pour les uns,
et l'âme elle-même pour les autres.

Les Grecs avaient été de trop profonds penseurs
pour ne pas en avoir eu l'intuition. Hippocrate
plaçait l'intelligence dans le cerveau, d'une façon
très empirique sans doute, mais il reconnaissait l'insuffisance de ses moyens et appelait l'attention des
philosophes sur la nécessité de démontrer ce principe.
Son idée fut suivie. Platon et Aristote ne furent pas
mieux servis pour édifier une théorie scientifique,
mais ils s'y efforcèrent et, à défaut de moyens suffisants, ils élaborèrent des théories très rationnelles
sur les phénomènes supérieurs de la nature humaine
et sur le cerveau. Le premier y plaçait l'une de ses
trois âmes, l'âme intelligente ; le second en fit son
κοινον αισθητηριον, le « sens commun » où aboutissent
les divers sens et qui les associe.

L'esprit plus critique des Alexandrins les amena
aux recherches spéciales qui avaient fait défaut à leurs

prédécesseurs. Ils jetèrent les premiers fondements de la physiologie et surtout de l'anatomie; mais, ayant tout à créer dans ce domaine, ils ne purent aller assez loin pour appliquer leurs connaissances à l'étude du cerveau.

Leur exemple fut pourtant recueilli ; Galien mit à profit leurs travaux, mais aussi sa vaste intelligence embrassa toutes les idées des philosophes et des savants qui l'avaient précédé et on peut dire qu'il synthétise toutes les conceptions antérieures.

Ce prodigieux effort des anciens ne porta pas cependant tous ses fruits. L'idée était née, on sentait que le problème de la nature de l'homme se confondait avec la connaissance du cerveau, mais on en était aux hypothèses et aux théories métaphysiques. Hérophile et Erasistrate avaient montré un profond esprit d'observation par leurs recherches cliniques, leurs nécropsies, leurs vivisections sur les animaux et peut-être aussi sur des criminels (1), Galien avait donné du cerveau, de la moelle, des nerfs, une description minutieuse et des notions remarquables pour le moment ; mais tout cela ne fit pas progresser suffisamment l'anatomie et la physiologie pour qu'on ait pu acquérir des faits positifs et, si ces esprits furent des savants, ils s'attachèrent peu à résoudre la question de l'homme psychologique.

Lorsque, après les époques troublées qui suivirent ce premier épanouissement de la pensée, on se remit à l'étude des problèmes philosophiques, les cher-

(1) J. SOURY : *Le Système nerveux central*, p. 253.

cheurs furent longs à acquérir la même profondeur
d'esprit. Le retour à l'antiquité rappela les idées des
anciens, les fit interpréter et vulgariser ; mais à la fin
du xvi° siècle on n'en possédait point d'autres que
celles de Galien. Bientôt pourtant les érudits devien-
nent plus curieux, ils entreprennent à leur tour des
recherches personnelles ; Galien a des continuateurs.
Les savants se mêlent aux penseurs ; Varole, Willis,
Malpighi, Vieussens décrivent le corps humain, Descartes, Spinoza, Gassendi, Hobbes dissertent, sous
cette poussée l'anatomie du cerveau se constitue et
la psychologie va prendre naissance.

Dès lors les progrès se précipitent. La Peyronie,
par un essai très prématuré de localisation, cherche le
siège de l'âme, organe qui doit être essentiellement
simple comme la nature de celle-ci ; il désigne le
corps calleux. Prochaska s'inspire de Descartes et de
Hobbes et de leurs analyses des états psychiques.
Sachant qu'il existe des sensations, des passions,
des phénomènes intellectuels, il place, par des
procédés encore un peu métaphysiques, quelques-
uns de ces phénomènes dans le cerveau ; mais il
attribue aussi à d'autres organes des rapports avec
les facultés mentales, celles-ci n'ayant pas d'ailleurs
de substratum anatomique vrai. La notion de localisation des faits psychiques, encore indécise, se précise alors. Vicq d'Azyr, Cabanis, Bichat attachent
une prépondérance plus grande au cerveau ; ils en
font le siège des sensations et de l'intelligence ; les
passions paraissent encore différentes des autres
phénomènes affectifs et sont placées dans les organes

thoraciques et abdominaux. Sœmering est plus
précis ; le siège du *sensorium commune* est le liquide
ventriculaire, opinion contre laquelle s'élève Kant
car, en admettant même que l'âme ait un siège,
celui-ci est organisé.

L'étude du cerveau a fait un grand pas depuis
Galien, on a multiplié les moyens d'investigation :
les philosophes ont analysé les phénomènes psychologiques : on possède une anatomie assez nette du
cerveau et on connaît divers états mentaux particuliers. Mais on est loin d'unifier la psychologie à la
physiologie du cerveau, on est loin de penser que les
phénomènes phychiques ont un substrarum dans les
organes récemment découverts par le microscope.
Ces notions ont été acquises depuis le formidable
élan des encyclopédistes, qui donna naissance aux
sciences nouvelles : la biologie, la physiologie, la
physique, la chimie, etc. Voltaire et Rousseau avaient
attiré l'attention sur l'intérêt de l'étude de l'homme ;
chaque effort était dirigé vers la connaissance de
cette nature humaine qui se révélait digne d'un sort
autre que celui que lui avaient fait la royauté et la
religion. La lumière vint de Gall à ce moment.

Comme Diderot, comme Lavoisier, comme Bichat,
il synthétise les recherches anatomiques et physiologiques sur le cerveau et leur application aux phénomènes psychologiques, faites à cette époque. Il
marque cet arrêt où l'observateur revient sur l'ensemble des notions déjà acquises et, par la puissance de son esprit, édifie des théories qui attirent
l'attention des savants, provoquent leurs polémi-

ques jusqu'au jour où la démonstration en fait éclater la vérité.

C'est la conclusion qui se dégage de l'œuvre de Gall et nous voudrions en donner les raisons.

La vie de Gall est un bel exemple d'esprit systématique, profondément scientifique. Nous chercherons à montrer la genèse et l'évolution de ses conceptions, les efforts et les travaux dont il appuya ses démonstrations, la ténacité avec laquelle il combattit l'opposition que soulevaient ses idées nouvelles.

Nous puiserons dans l'œuvre même tout ce que Gall a pensé sur l'anatomie, la physiologie, la psychologie, et tout ce qui révèle en lui un esprit vraiment scientifique et philosophique.

Enfin, nous essaierons d'en faire la critique ; nous montrerons le mouvement provoqué par les disciples et les adversaires de Gall ; nous dirons la valeur de la physiologie du cerveau, du système psychologique et l'idée originale de l'organologie.

CHAPITRE PREMIER

Historique de l'œuvre de Gall.
L'idée et son évolution.
Les adversaires et les démonstrations.

Il ne serait pas inutile d'écrire la biographie de
Gall. Elle n'a guère été tracée que dans les ouvrages
encyclopédiques et, outre que ceux-ci ne sont pas
toujours d'une grande exactitude, ils sont en général
très succincts. Nous essaierons de combler en partie
cette lacune. Nous nous sommes inspiré de Gall lui-
même qui a marqué dans ses écrits, dans ses discours et dans ses démonstrations les événements
principaux de sa propre existence, si intimement liée
à l'histoire de son œuvre. Ses adversaires ont beaucoup parlé de ce qu'ils nomment sa « doctrine »,
mais de l'homme nous n'avons presque rien trouvé chez
eux. Ses nombreux amis enfin se sont plu à rapporter
son histoire et nous devons beaucoup à l'un d'eux,
peut-être son plus intime, Fossati, qui vécut long-

temps près de lui et collabora à son enseignement oral à Paris (1).

Nous serons pourtant très bref sur ce point, le temps ne nous ayant pas permis de faire dans les manuscrits du temps les recherches approfondies qui eussent été nécessaires.

D'ailleurs, ce n'est point là notre but principal : nous montrerons surtout la formation et l'évolution de l'esprit philosophique de Gall, l'origine de l'idée de ses recherches, la méthode avec laquelle il l'a poursuivie, les obstacles contre lesquels il a lutté.

Il est né Tiefenbrunn, petit village situé près de Pforzheim, en Souabe, dans le grand duché de Bade, le 9 mars 1758. Le père, d'origine italienne, était un honnête marchand qui s'appelait Gallo. Il eut six enfants, dit Fossati, et donna à celui-ci le nom de Franz-Joseph.

Dans les premières années de sa vie, Gall ne reçut aucune éducation soignée ; son père voulait en faire un marchand ; sa mère, catholique très pieuse, aurait préféré qu'il prît l'habit du clergé. Un frère de celle-ci qui était curé lui donna sa première instruction. Naturellement bien doué, il combla les lacunes de son âge et, comme il manifestait de bonne heure une vive intelligence, sa famille l'envoya bientôt à Baden, puis successivement à Bruchsal et à Strasbourg.

Nous ne savons pas en quoi consistèrent ces premières études, mais elles durent être très approfon-

(1) FOSSATI, in HOEFER : *Nouvelle biographie générale*. Firmin-Didot, Paris, 1857, t. X, p. 282.

dies, car ses ouvrages témoignent d'une connaissance avancée des auteurs grecs et latins.

Dès cette époque il montra le profond esprit d'observation dont il fit preuve pendant toute sa vie : c'est lui-même qui en parlera plus tard dans ses deux grands ouvrages :

Dès ma plus tendre jeunesse, je vécus au sein de ma famille composée de plusieurs frères et sœurs, et au milieu d'un grand nombre de camarades et de condisciples. Chacun de ces individus avait quelque chose de particulier, un talent, un penchant, une faculté qui le distinguait des autres...

Les condisciples que j'avais le plus à redouter étaient ceux qui apprenaient par cœur avec une si grande facilité que, lorsqu'on faisait des examens, ils m'enlevaient assez souvent la place que j'avais obtenue par mes compositions.

Quelques années après, je changeai de séjour et j'eus le bonheur de rencontrer encore des individus doués d'une aussi grande facilité à apprendre par cœur. Je remarquai alors que tous avaient de grands yeux saillants, et je me souvins qu'il en avait été de même de mes rivaux de la première école. Enfin j'allais à une université ; mon attention se fixa d'abord sur ceux de mes condisciples qui avaient les yeux gros et saillants. On me vanta leur excellente mémoire et quoiqu'ils ne fussent pas ordinairement les premiers, tous l'emportaient cependant sur moi lorsqu'il s'agissait d'apprendre promptement par cœur, et de réciter avec exactitude. La justesse de cette observation m'ayant été confirmée par les étudiants des autres classes, je dus naturellement m'attendre à trouver une grande mémoire chez tous ceux en qui je remarquerais de grands yeux saillants (1).

Il le dit lui-même, c'est à cette époque que s'éveilla sa curiosité pour ce qui l'occupera toute sa vie.

(1) *Anatomie et Physiologie du système nerveux* *. I, préface. p. 1 à 3.
(*) Les citations de cet ouvrage seront toujours tirées de l'édition in-folio

Il serait intéressant de savoir ce qu'était Gall dans son adolescence. Se mêlait-il à ses camarades pour se livrer aux amusements de son âge, ou montrait-il un caractère plus réfléchi ? Les documents nous manquent à ce sujet ; mais ce qu'il nous dit là fait présumer déjà une nature d'élite, avant même qu'il ait appris à raisonner. Ce qui passerait inaperçu pour une intelligence ordinaire frappe vivement celle de Gall. Ce n'est pas par des déductions qu'il est amené à faire ces premières constatations ; elles se présentent spontanément à lui, par la seule force de son esprit, en vertu d'un « don naturel » aurait-il dit lui-même.

L'impression est encore bien diffuse, mais elle a été assez vive pour s'imprégner profondément et c'est elle qui va diriger toute la vie de Gall. Certes il ne faut pas penser chez ce jeune homme à l'idée de finalité, qui serait née seulement d'une coïncidence d'yeux saillants et d'une vive mémoire. Le fait en lui-même montre une profondeur d'observation remarquable ; et voir toute une existence laborieuse de travailleur et de savant résulter de ce simple fait, à un âge aussi peu avancé, voilà qui doit attirer l'attention.

C'est en effet dès ce moment que Gall commence sa carrière de chercheur. La nature l'amène à réfléchir, à s'attacher aux études sérieuses. Il a le goût des choses positives et le manifeste encore bien davantage plus tard, quoique Maine de Biran lui ait reproché d'être métaphysicien (1). Il ne prendra point

(1) AL. BERTRAND : *Science et psychologie. Nouvelles œuvres inédites de Maine de Biran.* Paris, 1887. Observations sur la doctrine de Gall, 1808, p. 24.

l'habit ecclésiastique. Il est loin encore de l'esprit philosophique qu'il possédera à la fin de sa vie, mais chaque pas va l'y amener méthodiquement. On ne peut pas dire que la remarque faite chez ses camarades va lui inspirer, par le raisonnement, l'idée de ses futures recherches; elle est encore inconsciente, mais elle fait naître en lui irrésistiblement le désir de connaître. Nous allons assister désormais à la formation de son esprit; celui-ci, arrivé à une certaine maturité, va reprendre l'idée première qui l'a frappé dans sa jeunesse et, rationnellement alors, il l'analyse, il en déduit une hypothèse très judicieuse, il va travailler à sa confirmation et édifier ensuite une théorie dont il s'efforcera de convaincre les savants et les philosophes.

Gall acquiert à l'Université de Strasbourg le diplôme de docteur en philosophie en 1777 et la même année, il entreprend dans cette ville l'étude de la médecine.

Il ne pouvait trouver plus ample sujet d'observation et, s'il faut en croire Fossati, il montre aussitôt un goût prononcé pour ses nouvelles études. Il est là aussi un sujet brillant. Le professeur Hermann remarque en lui une ardeur prononcée pour le travail, une haute intelligence et se l'attache. Dès lors, la tâche lui est facilitée, il est guidé et peut prendre dans l'exemple de son maître une méthode et des goûts plus scientifiques. Pendant ce séjour à l'École de Strasbourg il semble s'être montré très laborieux; il étudie la médecine, mais l'anatomie et l'histoire naturelle l'attirent plus spécialement. Il

accumule les documents qu'il utilisera plus tard. Il
contribue par des préparations nombreuses à former
la collection d'anatomie comparée de son maître et
dut ainsi acquérir l'habileté pratique qu'il montra dans la suite au cours de ses dissections publiques. Gall dit plus tard, dans une lettre imprimée,
raconte Fossati, que ses premières découvertes
datent de l'époque de ses études à Strasbourg et que,
alors, il avait trouvé plusieurs espèces de mammi-
fères qui n'étaient point encore connues (1).

Les études médicales ne devaient pas être profondes à ce moment, s'il faut en croire Gall lui-même :
s'il réussit à posséder sur l'anatomie et la physiologie
les notions dont il fit preuve par la suite, c'est qu'il dut
sans doute ajouter, par les ressources de son esprit
laborieux, à l'enseignement officiel de l'Université.

On me parlait beaucoup des fonctions des muscles, des
viscères, etc., mais on ne me disait rien des fonctions du
cerveau et de ses diverses parties (2).

Son ami rapporte un épisode qui n'est pas d'un
grand intérêt pour nous, mais qui, dès ce moment,
ne dut pas être sans influence sur le caractère déjà
sévère et profond de Gall.

« Il prit le typhus dans les hôpitaux, fut très gra-
vement malade et faillit perdre la vie. Les soins lui
furent donnés par une jeune femme attachée à la
maison qu'il habitait; il s'ensuivit un attachement
réciproque qui finit dans un mariage. Elle était d'une

(1) Fossati, *loc. cit.*
(2) *Anatomie et physiologie du système nerveux*. I, préface, p. 4.

naissance obscure, sans éducation et sans instruction, d'un caractère emporté et violent, elle manquait des qualités d'esprit pour rendre heureuse l'existence d'un homme tel que Gall. La mésintelligence éclata dans le ménage en 1797 seulement. Les scènes de jalousie se multiplièrent ; cette femme ne garda ni mesure, ni ménagements, ils durent se séparer tout à fait. Elle a vécu à Vienne jusqu'en 1825, jouissant d'une pension que Gall n'a jamais cessé de lui faire passer (1). »

Durant son séjour à Strasbourg, il manifesta peu, semble-t-il, l'idée d'une étude spéciale qui puisse se rattacher à la remarque de ses premières années ; nous possédons peu de renseignements sur cette période de sa vie, rien ne nous permet de penser à des études très positives sur le système nerveux ou même sur le cerveau. Il ne possède pas encore de moyens suffisants. Mais il sait qu'il sera mieux placé dans un grand centre intellectuel et, poussé par sa curiosité scientifique, il quitte Strasbourg pour se rendre à Vienne en 1781.

A partir de ce moment s'ouvre pour Gall une période toute nouvelle. Il a tous les éléments de travail qu'il a cherchés et il va se mettre effectivement à l'étude de l'homme pensant et sentant, pour laquelle il a choisi les sciences médicales. Tout d'abord, comme il est peu fortuné, il se procure des moyens d'existence, et pour cela travaille pour obtenir le titre de docteur qui lui permettra d'exercer l'art médical. Il est bientôt reçu, avec distinction, en 1785.

(1) FOSSATI. *loc. cit.*, p. 272.

Les débuts de sa carrière sont pénibles et lents, puis sa réputation s'étend peu à peu et il arrive enfin à posséder une clientèle nombreuse, qui lui permet d'acheter une petite maison avec un assez beau jardin. Dès lors, à l'abri du besoin, il se consacre plus spécialement à ses recherches, menant une existence calme et régulière, « utilisant ses connaissances en jardinage » (1).

Il n'abandonne pas complètement la pratique médicale qui lui permet d'acrcoître chaque jour sa réputation et de pénétrer dans toutes les sphères de la société viennoise. Son intelligence et ses qualités personnelles lui attirent des sympathies et il se fait une place honorable dans le milieu médical où il jouit de l'affection de van Swieten et de Stoll. Il profite de cette notoriété pour commencer à écrire. Il publie, en 1791, la première partie d'un ouvrage ayant pour titre : *Recherches médico-philosophiques sur la nature et l'art dans l'état de santé et de maladie*. Il écrivit ensuite, mais très lentement, la deuxième partie, de sorte que celle-ci « resta en Allemagne pendant plus de vingt ans et ne lui fut envoyée, à Paris, que deux ans avant sa mort » (2).

C'est l'ouvrage d'un médecin qui exerce son art, mais déjà on y sent la tendance philosophique de l'esprit de Gall. Ce n'est pas un traité de pratique médicale, mais un ensemble de considérations sur la part qui revient à la nature et à l'homme dans la conservation de la santé et l'évolution des maladies. Par

(1) Fossati, *loc. cit.*, p. 273.
(2) Fossati, *loc. cit.*, p. 279.

une intuition remarquable ou une précocité de vues
que son âge ne lui aurait pas permis s'il n'avait été
bien doué sous le rapport de l'esprit, il fait à la nature une part plus grande qu'à l'homme ; et il conclut
à l'insuffisance des moyens dont dispose actuellement celui-ci, à la nécessité de se livrer à des études
plus approfondies et moins empiriques.

Gall attira aussitôt sur lui l'attention générale et
c'est alors que, plus audacieux, il va faire œuvre originale et toute nouvelle.

Depuis qu'il est à Vienne il n'a cessé d'acquérir
des connaissances. Il connaît, mieux même qu'on ne l'a
lui a enseignée, l'anatomie du corps humain et celle
de beaucoup d'animaux, il a des moyens de travail
plus efficaces et surtout son talent particulier d'observateur et son penchant très vif pour l'étude. Les
judicieuses remarques qu'il faisait dans son jeune
âge sur le caractère de ses frères, de ses sœurs et de
ses camarades et sur la brillante mémoire de ses
rivaux à grosse tête n'ont pas cessé de le préoccu-
per et de lui donner le désir de connaître les facultés
de l'homme. Mais, plus profond et plus instruit
maintenant, il a mûri son idée et celle-ci est devenue
plus nette.

S'il a fait des études sur l'ensemble du corps, il s'est
surtout attaché au cerveau et à ses fonctions, attiré
par cette relation qu'il avait aperçue entre la forme du
crâne et le développement des facultés. Ses dissections de cerveaux humains et de cerveaux d'animaux,
les rapprochements qu'il a faits avec l'état mental l'ont
amené à des considérations déjà fertiles en résultats.

Partant de ses premières constatations que des différences dans les aptitudes, les penchants, les talents, en un mot dans l'individualité psychique se manifestent par des variétés de conformation du crâne, il pose comme principe que, en outre de cette relation étroite, ces phénomènes intellectuels et moraux trouvent dans la tête les conditions voulues pour avoir lieu. C'est la première induction.

Il en tire cette hypothèse, qu'il « ne tarde pas à porter jusqu'à la certitude, que la différence de la forme des crânes est occasionnée par la différence de la forme des cerveaux » (1) parce que le cerveau est l'organe par lequel ces facultés se mettent en jeu et que le crâne se moule sur le cerveau.

Dès lors il lui paraît très naturel « d'espérer qu'en découvrant et en constatant, dans les hommes doués de talents marquants, des signes extérieurs de leurs qualités, cette découverte le conduirait à connaître les fonctions du cerveau et de ses parties » (2).

Son but est tracé, il prend la résolution de continuer ses recherches dans l'espoir « de déterminer un jour le rapport des facultés mentales avec l'organisme » (3). C'est le problème psychologique nettement posé ; il va lui consacrer toute sa vie.

Pour arriver à cette vaste conception, il lui avait fallu du temps et de la réflexion. Il imagine d'abord le système.

---

(1) *Anatomie et physiologie du système nerveux*, t. I, préface, p. 4.
(2) *Anatomie et physiologie du système nerveux*, t. I, préface, p. 4.
(3) *Anatomie et physiologie du système nerveux*, t. I, préface, p. 4.

Après y avoir longtemps réfléchi, j'imaginai que, si la mémoire se reconnaissait par des signes extérieurs, il en pourrait bien être de même des autres facultés intellectuelles. Dès lors tous les individus qui se distinguaient par une faculté quelconque furent l'objet de mon attention (1).

Comme les difficultés du problème se présentent à son esprit, il ne se laisse pas décourager et la noblesse de son but lui donne l'énergie de se mettre à la tache. L'espoir était trop flatteur pour qu'il ne « formât pas la résolution de continuer ses recherches jusqu'à ce qu'il se fût convaincu de l'impossibilité d'y parvenir » (2).

Ses procédés d'investigation sont d'abord mal définis.

Mes remarques ne furent pendant longtemps que les simples effets de mon penchant à l'observation et à la réflexion, et, durant plusieurs années, m'abandonnant au hasard, je recueillis tout ce qu'il m'offrait. Ce ne fut qu'après avoir acquis une masse d'observations analogues assez considérables pour me mettre en état de déterminer et de ranger par ordre les objets relatifs à mon but et d'en apercevoir successivement les résultats, qu'il me fut possible d'aller au-devant des observations mêmes, et de multiplier à volonté mes expériences (3).

Peu à peu il crée lui-même ses moyens et finit par en avoir à sa disposition toute une série qui lui permet d'accumuler les documents. Avant tout il dissèque des cerveaux, des moelles d'hommes et d'animaux, car il estime particulièrement les ressources de l'anatomie comparée. Il observe les malades de sa

(1) *Anatomie et physiologie du système nerveux*, t. I, préface, p. 3.
(2) *Anatomie et physiologie du système nerveux*, t. I, préface, p. 4.
(3) *Anatomie et physiologie du système nerveux*, t. I, préface, p. 8.

clientèle et tous les individus qui lui présentent de l'intérêt pour étudier le relief de leur crâne. Il se crée un véritable musée de planches, de dessins, de portraits. Il y joint bientôt des moulages, des crânes d'hommes et d'animaux.

Je fis mouler en plâtre les têtes d'un nombre considérable d'hommes qui avaient acquis de la célébrité par une qualité quelconque.

Je sentis plus tard que j'obtiendrais des idées encore plus précises sur les signes des qualités dominantes des individus, si je les examinais sur le crâne, où les cheveux, la peau et les muscles n'opposeraient plus aucun obstacle. Mourait-il quelqu'un dont j'avais déjà fait mouler la tête en plâtre, je cherchais à me procurer son crâne afin de connaître avec exactitude comment les formes particulières du crâne se présentent dans l'état de vie.

Je m'occupais en même temps d'une collection de crânes d'animaux, soit pour apprendre à connaître la différence des formes des diverses espèces, soit pour comparer entre eux les crânes des individus de la même espèce dont je connaissais bien positivement les qualités particulières. La profession de médecin me présenta une source abondante d'observations et je profitai de toutes les occasions d'en tirer parti. J'examinai le crâne des aliénés, toujours en comparaison avec la nature de leur folie, celui des prisonniers, en comparaison avec leurs délits, leur vie entière et toutes leurs dispositions.

Je visitai les écoles les plus nombreuses; je me fis montrer les élèves qui avaient un talent éminent, ceux qui étaient bien décidément dépourvus d'un certain talent quelconque, ceux enfin qui se distinguaient par une qualité quelconque. Je comparais entre eux ceux qui avaient les mêmes qualités, puis avec ceux dont les qualités étaient opposées, etc. (1).

(1) *Anatomie et physiologie du système nerveux*, t. I, préface, p. 12-14.

Sa réputation se transforme alors, on ne connait
pas seulement le médecin, le philosophe s'est révélé
dans des conversations.

Les conférences que j'avais avec mes amis acquirent un
intérêt si grand et si général que je ne tardai pas à être
obligé de donner des leçons en règle (1).

Il veut éprouver l'opinion et commence par des
démonstrations orales. Il ouvre un cours en 1796
et obtient aussitôt un très grand succès, surtout
auprès des esprits cultivés qui l'écoutent avec le
plus grand intérêt. Son nom se répand encore et
cette fois ses idées sont recueillies, livrées à l'impression et publiées par certains de ses auditeurs (2).

Pendant ce temps il ne négligeait pas ses recherches, ayant le désir d'accumuler encore des preuves
et n'ayant pas encore confiance dans la suffisance de
ses moyens.

On exprimait généralement le désir de me voir publier
moi-même par l'impression ma physiologie du cerveau; j'y
étais disposé mais de jour en jour un champ plus vaste s'ou-
vrait à mes regards, les questions et les problèmes se multipliaient (3).

Ne suffisant plus à la tâche, il s'adjoint des
aides, notamment un jeune étudiant, Niklas, auquel
il enseigne sa méthode de dissection, et qui fait de si
grands progrès qu'il attire l'attention de Gall sur
quelques points inconnus jusqu'alors.

Au cours de toutes ces recherches, l'idée de Gall

(1) *Anatomie et physiologie du système nerveux*, t. I, préface, p. 14.
(2) *Anatomie et physiologie du système nerveux*, t. I, préface, p. 14.
(3) *Anatomie et physiologie du système nerveux*, t. I, préface, p. 15.

se précise : les rapports du physique et du moral lui apparaissent plus certains.

Je voyais toujours bien distinctement la connexion des phénomènes avec l'organisation, et je sentais toujours plus vivement qu'une doctrine sur les fonctions du cerveau ne pourrait qu'être très imparfaite si elle ne se rattachait étroitement à la doctrine de la structure de cette partie. Je continuai donc mes recherches avec la plus grande assiduité et une très grande dépense afin de pouvoir exécuter un ouvrage qui présentât à la fois l'ensemble de l'anatomie et de la physiologie du cerveau (1).

En effet ses efforts lui font obtenir des résultats positifs. Progressivement il fait la preuve des hypothèses qu'il avait conçues : le cerveau lui paraît dominer la vie organique et la vie animale, c'est lui qui est l'organe de nos facultés et son développement est proportionné à celui de ces facultés. Le crâne se moule sur lui, reproduit sa forme, si bien que la conformation extérieure de celui-ci permet d'étudier le siège des organes de l'âme et de savoir combien il en existe. Il se sent bien armé pour répandre ses idées et capable de fournir les arguments qui doivent renverser les opinions alors en faveur.

Cependant Gall ne trouve pas à Vienne seulement des partisans ; il a aussi bien des adversaires dans tous les degrés de la société. On savait qu'il recherchait les têtes de ses concitoyens pour les faire figurer dans son musée et il répandait ainsi une sorte de terreur qui contribuait autant que les critiques de sa doctrine à lui susciter des ennemis. On se repré-

(1) *Anatomie et physiologie du système nerveux*, t. I, préface, p. 16.

sente souvent sous un aspect légèrement fabuleux cet homme qui vit au milieu de têtes de mort et de figures de plâtre. « Chacun tremblait pour sa tête et craignait qu'après sa mort elle ne fût mise en réquisition pour enrichir le cabinet de Gall », écrit Charles de Villiers à Cuvier (1). Et lui-même, dans sa *Lettre au baron de Retzer*, dit :

Vous savez comment chacun ici craignit pour sa tête, combien d'histoires on inventa sur mon compte lorsque j'entrepris de pareilles recherches. Les hommes, malheureusement, ont une telle opinion d'eux-mêmes que chacun croit que je guette sa tête comme une des pièces les plus importantes de ma collection (2).

Il y avait aussi contre lui un certain nombre de membres de la haute société, situés très près de la puissance impériale et le gouvernement surtout commençait à s'occuper de lui, s'alarmant davantage à mesure que grossissait la notoriété de Gall.

Il avait des partisans, ses auditeurs, très nombreux. Il eut en outre l'avantage de se ménager, à côté d'un cercle d'hommes instruits, des appuis solides. Fossati parle de ses relations avec le comte de Saurau, le ministre de la police de la monarchie autrichienne, plus tard gouverneur de Milan, mort en 1833 à Florence, où il était ambassadeur extraordinaire d'Autriche et à qui Gall dédia en 1819 le qua-

(1) Lettre de Ch. de Villiers à G. Cuvier, *Sur une nouvelle théorie du cerveau par le D*r *Gall ; ce viscère étant considéré comme l'organe immédiat des facultés morales*, M.tz, 1802.

(2) Lettre au baron de Retzer, in *Journal de la Société de phrénologie de Paris*, avril 1835, p. 120.

trième volume de son *Anatomie et Physiologie du système nerveux*,

à cause des services qu'il en avait reçus, et des nombreuses têtes d'animaux de combat qu'en qualité de préfet de police il avait fait remettre à sa disposition. Je tiens ces renseignements de Gall lui-même qui ne me parlait jamais du comte de Saurau qu'avec des sentiments d'estime et de reconnaissance (1).

Gall lui-même disait de lui :

Si je n'avais été appuyé par un homme qui sait protéger les sciences et ménager les préjugés, par un homme justement et universellement estimé pour les qualités de son esprit et de son caractère, je n'aurais pu, malgré toutes mes peines, réunir que quelques misérables pièces (2).

Il se lia également avec le chef de la censure impériale, le baron de Retzer, avec lequel il paraît avoir été en assez bons termes.

Je puis enfin avoir le plaisir, mon cher Retzer, de vous présenter un aperçu de mon traité sur les fonctions du cerveau... (3).

Aussi ne pouvait-il être mieux inspiré que de s'adresser à ce dernier, deux ans après l'ouverture de son cours, pour lui annoncer son intention de publier un « prodrome » sur les fonctions du cerveau chez l'homme et chez les animaux. Il lui écrivit en 1798 une lettre destinée à être publiée et qui le fut en effet par Wieland dans le *Neuer deutscher Mercur* que

(1) Lettre au baron de Retzer, in *Journal de la Société de phrénologie de Paris*, avril 1835, p. 120 (note de Fossati).

(2) *Journal de la Société de phrénologie de Paris*, p. 120.

(3) *Journal de la Société de phrénologie de Paris* p. 116.

celui-ci venait de fonder (1). La lettre se répandit. Elle fut traduite beaucoup plus tard par Fossati dans le *Journal de la Société de phrénologie de Paris*, en 1835 (2) ; mais elle fut connue presque aussitôt en France par les comptes rendus et les observations qui en furent donnés, de sorte que dès ce jour la doctrine de Gall attira l'attention de nos savants et de nos philosophes, Cuvier, Demangeon, Maine de Biran, etc., et commença à soulever les premières critiques.

Gall annonce dans sa lettre la publication prochaine d'un « prodrome déjà terminé » sur les fonctions du cerveau, et en donne l'analyse. Cet ouvrage ne parut jamais, mais le plan qu'il en donne au baron de Retzer et au public est très sensiblement le même que celui des *Fonctions du cerveau*. La lettre ne contient que le plan et quelques justifications sur une « entreprise aussi hardie que la recherche des véritables sources de la manière de penser et d'agir de l'homme » (3).

Gall hésite à faire paraître son livre ; la lettre avait soulevé trop de protestations. Il ne juge pas encore le moment venu et il attend de nouvelles observations, de nouveaux résultats de ses recherches.

C'est de ce moment que datent ses relations avec Spurzheim. Il le remarque parmi ses élèves les plus assidus depuis qu'il a assisté pour la première fois à

(1) *Neuer deutscher Mercur*, t. III, 12ᵉ livraison, décembre 1798, Weimar.

(2) *Journal de la Société de phrénologie de Paris*, avril 1835.

(3) *Journal de la Société de phrénologie de Paris*, p. 118.

son cours en 1800. Il se l'attache peu à peu, l'associe à ses travaux et trouvera bientôt en lui un collaborateur et le plus actif propagateur de sa doctrine.

Cependant la cour de Vienne s'émeut des progrès que faisaient les idées de Gall et celui-ci reçoit du gouvernement impérial, le 9 janvier 1802, l'ordre de cesser ses leçons qui « tendent à établir le matérialisme » (1). Il ne se soumit pas tout de suite et tenta de se concilier la faveur du ministère. Il n'y réussit pas et, profitant du désir que son père mourant manifestait de le voir une dernière fois à Tiefenbrunn, il quitta Vienne le 6 mars 1805.

Chassé de Vienne, Gall a l'énergie de persévérer dans sa résolution : il veut persuader le monde savant qui vit dans l'erreur. Il voyagera, il travaillera dans toutes les villes et il s'efforcera de faire la lumière dans tous les esprits qui s'intéressent aux grandes questions de philosophie et de physiologie du cerveau.

Alors commence son grand voyage à travers les pays du Nord. Spurzheim l'accompagne et il a avec lui la plus grande partie de son musée et ses documents. Les deux amis ne se quittent pas et travaillent ensemble. Ils commencent à Berlin la série de leurs démonstrations. Gall y ouvre, le 3 avril 1805, un cours en présence de cinq cents auditeurs. Le succès est grand ; l'opinion publique se passionne. On frappe deux médailles en son honneur (2) ; mais les

(1) Ch. DE VILLIERS, *loc. cit.*, p. 78.

(2) Sur l'une on grava ces mots: « A Gall, souvenir de sa présence à la monnaie générale. » L'autre porte à l'avers: « Entreprenant dans ses investigations, modeste à les soutenir » et on lit au revers : « Il trouva l'instrument de l'âme. »

railleries l'accueillent aussi : le poète Kotzebue compose une comédie, *La Cranomanie*. Il a des discussions avec Hufeland, Bischoff, Walter.

Il continue bientôt son voyage et reçoit d'une façon générale un accueil assez enthousiaste. A Dresde on lui défend de recevoir des femmes dans son auditoire : il visite Torgau, Wœrlitz ; à Halle il reçoit l'approbation des deux grands anatomistes Reit et Loder ; à Iéna il a pour auditeur la duchesse Anne-Marie-Amélie de Saxe-Weimar, accompagnée de Wieland. Il est à Copenhague au début de 1806, passe successivement à Hambourg, Amsterdam, Leyde ; à la fin de l'année il est à Francfort. En 1807 on le trouve à Carlsruhe ; à Heidelberg il soutient une controverse avec le professeur Ackermann ; au mois d'avril il est à Munich, à Zurich le 16 juillet.

Les leçons qu'il professe pendant ce voyage contribuent beaucoup à le faire connaître. Il se crée une suite d'élèves qui recueillent son enseignement et le publient. A Dresde Bloëde écrit un résumé de ses théories d'après ses leçons. A Carlsruhe les notes sont plus nombreuses, un groupe d'auditeurs publie un recueil de ses démonstrations (janvier 1807) contenant celui de Bloëde et un *Examen critique de la Réfutation du Dr Ackermann* (1). D'autres publications, « plus ou moins exactes », dit Gall, avaient déjà été faites à Vienne et dans un certain nombre d'autres villes ; mais leur nombre n'atteint pas celui des

(1) *Cranologie ou Découvertes nouvelles du docteur Gall, concernant le cerveau, le crâne et les organes* (ouvrage traduit de l'allemand), Paris, 1807.

« observations » que les savants écrivirent un peu partout (1).

Pendant ce voyage, Gall reçut partout des témoignages d'estime et d'admiration ; les savants les plus distingués de l'Allemagne, des princes, des rois assistèrent à ses leçons et à ses démonstrations physiologiques et anatomiques. Malgré cela il ne sent pas autour de lui l'enthousiasme qu'il souhaiterait pour les vérités qu'il enseigne. On assiste à ses cours souvent par curiosité et par intérêt pour le grand renom qui le précéde partout ; quelquefois l'ironie lui amène de sceptiques et légers auditeurs. Plusieurs fois il a l'intention de visiter la France ; il compte sur l'ardeur des jeunes esprits qui se passionnent pour les idées nouvelles et manifestent un superbe enthousiasme pour les choses de l'esprit.

Gall vient enfin à Paris, le 30 octobre 1807, et, dès son arrivée, ouvre un cours à l'Athénée. L'accueil est bien celui qu'il avait espéré : beaucoup de savants français et une quantité de jeunes travailleurs viennent l'écouter ; Corvisart même, le médecin de l'empereur, est aussitôt au nombre de ses auditeurs, sans écouter les reproches et les railleries que lui adressait Napoléon, et le bruit courut même que l'impé-

(1) Voir en particulier : SELPERT : *D* Gall's Vorlesungen über die Verrichtungen des Gehirns...* Berlin, 1803 ;

J. F. ACKERMANN : *Die Gall'sch Hirn-, Schædel- und Organenlehre vom Gesichtspunkte der Erfahrung aus beurtheilt und widerlegt.* Heidelberg, 1806 ;

C. W. HUFELAND : *Bemerkungen über Gall's Gehirnorganenlehre.* Berlin, 1803 ;

Ch. BISCHOFF : *Darstellungen der Gallschen Gehirn und Schædel-Lehre, nebst Bemerkungen über die Lehre von D* C. W. Hufeland.* Berlin, 1803.

ratrice avait assisté en secret aux leçons et appelé Gall auprès d'elle (1).

Le gouvernement impérial fait preuve de libéralisme et Gall peut jouir d'un succès complet pendant quelques mois. Les spiritualistes, avec Maine de Biran notamment, virent là une mode passagère et peut-être en effet beaucoup assistaient aux leçons de l'Athénée plus par curiosité que par intérêt scientifique. Cependant il se forma un groupe d'auditeurs assidus, d'élèves zélés que les leçons du maître gagnèrent aussitôt à sa cause. Jeunes pour la plupart, ils devaient bientôt se faire un nom dans la science, il suffit de citer les principaux comme Cloquet. Fabri, Sarlandières, Rebouam, Vimont, Jobert, Fouquier, Fossati, Broussais, Geoffroy Saint-Hilaire. Ceux-là étaient réellement séduits par les nouvelles théories et, élevés à cet exemple, pleins de ces idées, ils puisèrent là le principe d'une admiration un peu exclusive.

Les esprits se séparent alors en deux groupes et ouvrent une période de lutte qui durera plus de quarante ans. Les railleurs ont beau jeu à tourner la craniosnopie en ridicule, esprits superficiels qui ne voient pas le fond scientifique de Gall. A eux se joignent des penseurs plus profonds, spiritualistes qui se récrient à l'idée que le cerveau peut être l'organe des facultés mentales. Par contre les partisans de Gall sont nombreux. Il se sent soutenu et va céder aux instances de ses amis pour écrire le grand ouvrage projeté.

(1) *Journal de la Société de phrénologie de Paris*, janvier 1835, p. 43.

Il éprouve d'ailleurs le besoin de préciser sa doctrine : on ne parle que du cranioscope, on ne critique que la théorie des bosses et il est indigné de voir que l'on méconnait l'originalité de ses conceptions. On ne connaît encore que les publications plus ou moins fidèles de ses élèves, il n'a rien dit lui-même et il est maintenant en possesion d'arguments qu'il juge irréfutables. Il a l'aide de Spurzheim et se décide à exposer ses vues.

Avec la collaboration de Spurzheim il écrit ses *Recherches sur le système nerveux en général et sur celui du cerveau en particulier*, sous la forme d'un mémoire qu'il présente à l'Institut de France, le 14 mars 1808, dans la classe des sciences mathématiques et physiques. Une commission composée de Portal, Sabatier, Tenon, Pinel et Cuvier fut chargée de l'examen du mémoire ; ce dernier était rapporteur. Elle hésita à le recevoir comme une œuvre inédite, après les extraits des cours de Gall que ses élèves avaient publiés à Vienne et en Allemagne, mais pourtant elle se décida à l'accepter (1). Gall avait eu soin d'écarter tout ce qui aurait pu prêter à discussion, ce qui soulevait les protestations de ses adversaires, c'est-à-dire la physiologie, l'organologie, la cranioscopie, et n'avait exposé que ses recherches anatomiques pour que son mémoire pût être soumis à l'examen des membres de l'Institut. Pour donner plus d'autorité à ses découvertes il procède

(1) CUVIER : Rapport sur un mémoire de MM. Gall et Spurzheim relatif à l'anatomie du cerveau, in *Mémoires de l'Institut, classe des sciences mathématiques et physiques*, p. 109 à 160 (1808).

devant la commission à une série d'expériences, surtout à des dissections suivant sa nouvelle méthode.
Il s'y montre bref, concis, modeste au point de ne
s'attribuer que quelques rares mérites.

Cependant le rapport de Cuvier ne lui est pas favorable. Le naturaliste y fait preuve d'une partialité
mal déguisée, s'attachant surtout à montrer que les
notions apportées par Gall existent déjà dans les
anatomistes précédents, chez Vieussens, Willis,
Harvey, Haller, Vicq d'Azyr, Sœmering, etc. Il lui
laisse pourtant le mérite de quelques procédés nouveaux et de quelques théories sur la substance nerveuse. Malgré le soin qu'avait pris Gall d'éviter les
questions psychologiques, Cuvier vise l'innéité et
l'organologie et donnant son opinion sur le débat
qui se déroule en dehors de l'Institut, il conclut que
« la liaison de l'âme et du corps était par sa nature
insaisissable pour notre esprit ».

On est surpris de voir l'éminent savant méconnaî-
tre à ce point la nouveauté des résultats apportés par
Gall, la profondeur de son observation et la justesse
de son esprit scientifique ; mais on explique cette
attitude par l'autorité du désir de Napoléon sur la
pensée du rapporteur.

Gall comptait en effet au nombre de ses adversaires l'absolutisme de l'empereur. Les théories nouvelles des « idéologues » étaient les ennemies de la
puissance impériale autant que les armées coalisées
de l'Europe. Le pouvoir avait son organe officiel dans
le *Journal de l'Empire* et celui-ci avait dès les premières leçons porté à Gall de rudes coups. La France

n'avait déjà plus l'ardeur qu'avait fait naître son premier effort pour la conquête de sa liberté de pensée. Napoléon venait de se proclamer le maître absolu, sous une pareille pesée d'autocratisme, les choses de l'intelligence, les progrès de la raison, l'effort scientifique ne devaient pas plus trouver grâce que les ennemis politiques et militaires.

Napoléon se montrait d'ailleurs ouvertement hostile à Gall. Dans le *Mémorial de Sainte-Hélène* on lit: « J'ai beaucoup contribué à perdre Gall. Corvisart était son grand sectateur : lui et ses semblables ont un grand penchant pour le matérialisme. » Dans ses *Mémoires* le Dr Autommarchi rapporte les *rêveries germaniques* (1) dont l'empereur qualifiait la doctrine. Gall dit :

A son retour à Paris, il tança vertement ceux des membres de l'Institut qui s'étaient montrés enthousiasmés de mes démonstrations nouvelles. Ce fut la foudre de Jupiter qui terrassa les pygmées. A l'instant mes découvertes ne furent plus que des vieilleries, du charlatanisme, des absurdités ; les journaux servirent d'instruments à jeter du ridicule, arme toute-puissante en France, sur les soi-disant bosses (2).

Et plus tard il jugera l'empereur.

Si Napoléon voulait détruire le penchant au matérialisme, comme il l'entendait, il devrait commencer par défendre l'étude non seulement de la physiologie et de l'anatomie du cerveau, mais aussi celle de la physiologie, de l'histoire naturelle, de l'influence de la nourriture, de la saison, du climat, du tempérament sur le caractère de l'homme, etc. Et

(1) *Mémoires du Dr Autommarchi*, t. II, p. 29.
(2) *Sur les fonctions du cerveau*, t. VI, p. 385 et 386.

après avoir ordonné qu'en enseignât que pour voir et pour entendre l'on n'a besoin ni des yeux ni des oreilles : que pour penser et pour vouloir, on peut se passer du cerveau. il aurait dû employer trois cent mille baïonnettes et autant de canons pour rendre les fonctions de l'âme absolument indépendantes de l'organisme (1).

Napoléon d'ailleurs ne pouvait pas aimer les philosophes, ses instincts despotiques, son penchant au merveilleux lui ôtaient tout esprit scientifique et toute idée positive. Il devait éprouver pour Gall le mépris que lui inspirait un homme de nationalité allemande, au sujet duquel un métaphysicien de Leipzig lui avait envoyé des renseignements erronés (2) et dont son entourage lui rapportait des propos aussi invraisemblables que celui qui attribuait à Gall la découverte d'une bosse pour l'ivrognerie (3).

Gall dut se ressentir de la pression d'un adversaire aussi puissant. Beaucoup de ses ennemis étaient instruits de ses théories par l'opinion qu'on lui faisait de fondateur de la cranioscopie ; la plupart n'avaient pas assisté à ses leçons et n'avaient pas une connaissance exacte de ses théories. Il se décide à écrire l'ouvrage qu'il a projeté depuis longtemps.

Il répond d'abord au *Rapport* de Cuvier. Avec Spurzheim il rédige pour le public des *Observations sur le Rapport qui en a été fait à cette compagnie par ses commissaires* qu'il joint aux sections de son

(1) *Sur les fonctions du cerveau*, t. VI, p. 387 et 388.
(2) *Sur les fonctions du cerveau*, t. VI, p. 385.
(3) *Sur les fonctions du cerveau*, t. VI, p. 386.

Mémoire à l'Institut, il y ajoute une préface, une introduction : le livre paraît en 1809 sous le titre de
*Recherches sur le sytème nerveux en général et le
cerveau en particulier*. C'est une première justifica-
tion de ses théories ; il fait justice des reproches du
rapporteur et proteste contre les découvertes que
la commission a mis de la mauvaise grâce à ne pas
reconnaître. Il reproche aux commissaires de s'être
livrés,

surtout au commencement et à la fin de leur rapport, à
des discussions physiologiques, et de s'être laissé entraîner
à des disgressions si équivoques qu'ils ont failli détruire par
là ce qu'ils ont reconnu comme vrai dans nos observations
anatomiques (1).

Il s'élève contre le procédé de ses adversaires
d'avoir

saisi tous les passages équivoques pour les divulguer dans
les feuilles publiques sous le titre d'*Extraits du Rapport de
MM. les commissaires de l'Institut* (1).

et surtout d'avoir été d'accord sur un seul point :

celui de discréditer notre doctrine , chacun ayant varié
dans son exposé selon son arrière-pensée et ses vues accessoires. Voici par exemple comment M. Provençal, élève
affidé de M. Cuvier, termine son extrait du rapport (2) :

« Il est donc évident, d'après l'extrait que nous venons de
donner du rapport de M. Cuvier, que les prétendues grandes découvertes sur le cerveau, annoncées par MM. Gall et
Spurzheim, se réduisent à un très petit nombre de faits qui
sont bien loin de pouvoir compenser les prétentions de ces
anatomistes.

(1) GALL et SPURZHEIM : *Recherches sur le système nerveux en général
et sur celui du cerveau en particulier*, préface, p. 2.
(2) GALL et SPURZHEIM, *loc. cit.*, préface, p. 3.

« Le principal mérite de MM. Gall et Spurzheim, c'est d'avoir forcé M. Cuvier, en présentant un mémoire à l'Institut, de s'occuper de l'anatomie du cerveau. Cet illustre savant a fait beaucoup de recherches sur ce viscère dans l'homme et les animaux ; il a découvert une foule de faits très importants qu'il a consignés, ainsi que ceux qu'il avait observés depuis longtemps, dans son rapport ; il a donné des idées extrêmement ingénieuses sur les fonctions du cerveau ; il a exposé, avec beaucoup d'ordre et de clarté, la doctrine anatomique de MM. Gall et Spurzheim, de manière que chacun pourra l'entendre et vérifier leurs prétentions ; il a considéré tous les articles séparément ; et, dans cet examen, après avoir rapporté tout ce qu'on a écrit sur ce viscère, l'avoir comparé aux opinions de nos anatomistes, et démontré que presque tous ces objets étaient connus depuis longtemps, il jette le plus grand jour sur les divers points de sa structure, et transforme ainsi son rapport en un traité complet sur l'anatomie du cerveau (1). »

Ce n'est là qu'un avant-propos de l'ouvrage qui commença à être publié l'année suivante ; ses documents se sont accumulés, il a l'aide de Spurzheim, il en fait rapidement la rédaction, le plan est celui qu'il a annoncé au baron de Retzer, le titre : *Anatomie et physiologie du système nerveux en général et du cerveau en particulier, avec des observations sur la possibilité de reconnaître plusieurs dispostions intellectuelles et morales de l'homme et des animaux par la configuration de leur tête.*

Le premier volume paraît (1810) avec un atlas de 100 planches et il en est tiré en même temps deux éditions en in-4° et in-folio, ainsi que pour le reste de

(1) *Recueil périodique de la Société de médecine de Paris*, t. XXXII, p. 144, 6 août 1808.

l'ouvrage. Il traite de l'anatomie et de la physiologie
du système nerveux en général et de l'anatomie du
cerveau en particulier.

L'innéité des facultés y est exposée et elle sou-
lève aussitôt les plus vives discussions. Gall est accusé
de matérialisme, de fatalisme et on lui adresse le
reproche de porter atteinte à la liberté morale. Aussi
les auteurs s'attachent à préciser encore leur intention, et à protester surtout contre le matérialisme
qu'on leur impute. Avant de continuer leur ouvrage,
ils veulent éviter tout malentendu sur le point de départ, le principe qui sert de base au reste de la doctrine ; et ils publient (1811) un volume traitant *des
dispositions innées de l'âme et de l'esprit, du matérialisme, du fatalisme et de la liberté morale, avec des
réflexions sur l'éducation et sur la législation criminelle ;* c'est l'impression séparée des trois premières
sections de leur second volume.

Celui-ci n'est publié que l'année suivante (1812)
et traite de la physiologie du cerveau en particulier.
Le début est écrit en collaboration par Gall et
Spurzheim ; mais un désaccord survient alors entre
les deux amis et Gall continue seul la publication.
Beaucoup d'auteurs attribuent les quatre volumes à
Spurzheim aussi bien qu'à Gall ; quelques-uns asso-
cient même les deux noms pour les *Fonctions du
cerveau.* Il n'y a pourtant pas de doute à ce sujet et il
est utile de se prononcer nettement sur le litige.

Fossati affirme que les deux anatomistes collabo-
rèrent seulement pour la première partie (1). Gall lui-

(1) In Hœfer : *Nouvelle Biographie générale,* t. X, p. 280.

même écrit au début de la quatrième section du deuxième volume, après avoir parlé jusque-là au nom de Spurzheim et de lui-même, « j'ai trouvé » et il donne l'explication de ce changement de formule :

M. le docteur Spurzheim ayant quitté Paris pour enseigner en Angleterre la doctrine des fonctions du cerveau et pour continuer de recueillir des faits nouveaux, il ne concourt plus à la rédaction de cet ouvrage. C'est par cette raison que je parle au singulier (1).

Et au début du troisième volume il parle de Spurzheim en des termes qui ne laissent aucun doute :

Au moment où ce troisième volume devait sortir de la presse, M. Spurzheim a trouvé à propos de se ranger dans la classe d'un grand nombre de mes auditeurs... et de publier également un traité très incomplet de ma doctrine (2).

Pour qui connaît la bonne foi de Gall et ses scrupules pour reconnaître la collaboration que ses élèves lui ont apportée, ces paroles doivent être considérées comme définitives ; Spurzheim n'a pas écrit les quatre volumes, mais trois au maximum, peut-être deux seulement.

Les deux dernières parties sont publiées beaucoup plus tard, la troisième en 1818, la quatrième en 1819 et traitent comme la deuxième de la physiologie du cerveau en particulier.

Disons en passant ce que furent les relations de Gall et de Spurzheim. Après ne s'être jamais quittés depuis leur liaison à Vienne, avoir collaboré très

(1) *Anatomie et physiologie du système nerveux*, t. II, p. 213.

(2) *Anatomie et physiologie du système nerveux*, t. III, introduction, p. 16.

intimement, un désaccord se produit qui les sépare
brusquement. Spurzheim quitte la France pour aller
en Angleterre et beaucoup plus tard à Boston sans
avoir revu Gall. Celui-ci fait un voyage en Angleterre
où on lui avait fait espérer beaucoup de succès ; il y
demeura peu de temps et ne semble pas s'être récon-
cilié avec Spurzheim. Cependant Fossati rapporte
que vers la fin de la maladie dont mourut Gall, son
ancien collaborateur ayant demandé à le voir, il
accepta avec plaisir : toute rancune semblait oubliée.
C'est Broussais qui refusa l'entrevue, voulant éviter à
son malade une émotion qui pouvait lui être fatale.

L'*Anatomie et physiologie du système nerveux* est le
premier grand ouvrage de Gall. Il y expose ses découvertes sur l'anatomie du système nerveux et surtout la
physiologie de cerveau. Sa conviction de l'existence
d'un siège des facultés était faite et aussi du rôle du
cerveau, de la multiplicité des organes, de l'influence
du cerveau sur le crâne, de l'utilité de la cranioscopie pour étudier les dispositions de l'âme. Il suit
pour sa démonstration l'ordre inverse de celui de ses
recherches, allant de déduction en déduction.
L'homme a une vie mentale propre à chaque individu, et qui s'exerce par des organes comme la vie
animale. Elle est complexe, formée de plusieurs dispositions qui sont réunies ; l'éducation joue un certain rôle dans leur évolution, mais celle-ci est incapable de déterminer chez un sujet des qualités qui
n'aient pas existé depuis la naissance. Pour se manifester, ces qualités doivent se servir d'organes qui
les mettent en rapport avec toutes les parties du

corps. Ces organes sont assemblés en un point central, le *sensorium commune,* et celui-ci ne peut être que le cerveau, comme le démontre rationnellement l'anatomie. Le cerveau est donc un assemblage d'organes, et sa structure montre qu'ils sont situés dans son écorce. Comme un organe, d'après l'anatomie comparée, a un développement proportionnel à l'importance de ses fonctions, les facultés prédominantes s'exercent en une région de volume plus grand que les facultés rudimentaires. Comme, d'autre part, le crâne se moule sur la convexité des hémisphères, son relief permettra au simple examen digital de déterminer le degré des facultés d'un individu, la puissance de son intelligence. Par ce procédé, on reconnaît que l'âme se compose de vingt-sept dispositions.

Gall ne juge pourtant pas son exposition assez complète et il projette de revenir plus tard sur son ouvrage pour parler seulement de la physiologie du cerveau.

Pendant ce temps il s'est fait à Paris une situation brillante ; il a une clientèle nombreuse, surtout dans le corps diplomatique. Il jouit d'une réputation de médecin et de savant, et à sa renommée dans la sphère des esprits cultivés s'ajoute une popularité qui le fait estimer pour son caractère et ses qualités de cœur. Le ministre, duc Decazes, dont il est le médecin, lui fait obtenir des lettres de naturalisation par ordre du roi, le 19 septembre 1819. Sur les instances de son ami Geoffroy Saint-Hilaire, il pose sa candidature à l'Académie des sciences, en 1821 ; mais il n'obtient qu'une seule voix.

Les sociétés savantes de Paris l'écartent, tandis que ses nombreux diplômes, dont la collection a été assemblée au Musée historique de la Faculté de médecine de Lyon par les soins de M. le professeur Lacassagne et dont nous devons la connaissance à la bienveillance de notre maître, témoignent de nombreuses distinctions honorifiques accordées par diverses sociétés savantes de Strasbourg, de Vienne, de Munich, de Gœttingen, de Suède et Norvège.

Sollicité par le public et les libraires qui lui demandèrent un abrégé de son ouvrage sur le cerveau, il se mit à la rédaction d'un nouveau livre. Mais au lieu d'un abrégé, il écrit ses six gros volumes *Sur les fonctions du cerveau et sur celles de chacune de ses parties, avec des observations sur la possibilité de reconnaître les instincts, les penchants, les talents ou les dispositions morales et intellectuelles des hommes et des animaux par la configuration de leur cerveau et de leur tête*, dont il commence en 1822 la publication qui prend fin en 1825.

Le premier volume (1822) a pour titre : *Sur l'origine des qualités morales et des facultés intellectuelles de l'homme, et sur la condition de leur manifestation.*

Le deuxième, de la même année : *Sur l'organe des qualités morales et des facultés intellectuelles et sur la pluralité des organes cérébraux.*

Il fait imprimer les trois suivants en 1823 :

Influence du cerveau sur la formation du crâne; difficulté et moyens de déterminer les qualités et les facultés fondamentales et de découvrir le siège de leurs organes; les deux autres traitent de l'*Organologie ou*

Exposition des instincts, des penchants, des sentiments et des talents, ou des qualités morales et des facultés intellectuelles fondamentales de l'homme et des animaux et du siège de leurs organes.

Enfin le dernier volume, de 1825, est une *Revue critique de quelques ouvrages anatomico-physiologiques* et une *Exposition d'une nouvelle philosophie des qualités morales et des facultés intellectuelles.*

Celui-ci est la partie réellement nouvelle de son ouvrage : Gall y fait l'historique des observations qu'on a publiées sur sa doctrine et y répond. Le reste est à peu de chose près une nouvelle édition de son *Anatomie et Physiologie*, mais il en a retranché une partie et ne s'occupe ici que de la physiologie du cerveau, qui résume les fonctions morales et intellectuelles. Il apporte à ses idées plus de développement, mais peu de choses nouvelles. C'est le couronnement de sa carrière, l'ouvrage auquel il avait songé dès ses premières années de séjour à Vienne, et il est remarquable de constater combien Gall a systématiquement travaillé à son œuvre : le plan de ce dernier est exactement celui que sa lettre au baron de Retzer annonçait au public.

Presque septuagénaire, resté veuf, depuis le commencement de l'année 1825, de la femme qu'il avait laissée à Vienne et dont il vivait séparé, Gall se remarie avec une jeune fille de trente ans, Mlle Marie-Anne Barbe, le mariage fut célébré à Paris le 25 août 1825.

Peu après, vers 1826, la santé du savant docteur commença à décliner visiblement ; « tous les symp-

tômes d'une maladie organique du cœur se manifestent », dit Fossati (1) qui le soignait avec Broussais.
Ses souffrances augmentant en 1827, il est obligé de
prendre des soins. Il ouvre cependant à l'Athénée,
en novembre 1827, sur la physiologie du cerveau, un
cours public, qui a lieu deux fois par semaine. Mais
« son affaiblissement grandissait. Il avait de la peine
à s'exprimer, son discours n'était pas soutenu, sa
mémoire ne le servait plus comme autrefois, surtout
lorsqu'il fallait citer des faits et les circonstan-
cier (2). »

Dès lors ses forces déclinèrent ; les *Fonctions du
cerveau* sont le dernier livre. Il avait entrepris la
publication d'une série d'articles pour l'*Encyclopédie
moderne*, il ne put en écrire que quelques-uns, avec
les articles *Cerveau* et *Crâne* dans le *Dictionnaire
des sciences médicales,* et quelques notes pour la
Revue Européenne. Les premiers symptômes qui
marquèrent sa fin apparurent pendant un de ses
cours, le 3 avril 1828. Il dut s'aliter : des troubles
progressifs de parésie, compliqués de phénomènes
cérébraux, cardiaques et gastro-intestinaux, éclatè-
rent et s'accrurent lentement jusqu'au 22 août 1828,
où il mourut au milieu de ses nombreux amis.

Quelques-uns de ceux-ci ont fait de sa maladie et
de ses derniers moments des récits qu'on retrouve
dans les journaux du temps (3).

(1) In Hœfer, *loc. cit.*, p. 282.
(2) In Hœfer, *loc. cit.*, p. 282.
(3) Consulter à ce sujet : Sarlandières : Notice succincte sur la
maladie et l'autopsie du Dr Gall, in *Journal universel des sciences*

Gall a légué, en dernier hommage, son corps à la science qu'il avait servie de sa vaste intelligence et de son zèle opiniâtre ; il le fit avec une insistance dont témoignent les paroles de Fossati :

Gall lui-même ordonna avant sa mort que son crâne fût déposé dans sa collection. Il m'en chargea et me fit promettre plusieurs fois de veiller à l'exécution de cette dernière volonté. Un jour, entre autres, pendant le cours de la maladie dont il est mort, en présence de sa femme, de son neveu, M. François, de M. le baron Scroder, premier conseiller d'ambassade de Russie, et de quelques autres personnes, il me fit réitérer ma promesse et les prit tous à témoins. Je l'ai tenue exactement avec l'aide de M. le Dr Vimont qui a bien voulu se charger de la préparation anatomique, car le chagrin que me causait la perte de mon illustre ami ne m'eût pas permis de faire moi-même ce travail (1).

Son autopsie fut pratiquée en présence d'un grand nombre de ses amis et elle a été rapportée par plusieurs (2). Ses funérailles témoignèrent de la considération dont jouissait Gall. Elles eurent lieu le 27 août avec « un grand cortège d'amis, de savants et de médecins ». Son éloge funèbre fut prononcé par le professeur Broussais. Ses restes furent déposés au cimetière du Père-Lachaise, où une souscription permit de lui élever, quelques années plus tard, le modeste monument qu'on y voit aujourd'hui.

médicales, 1828, t. LI ; — Rebouam : Histoire de la maladie du Dr Gall, in Annales de la médecine physiologique, 1828, t. XIV ; — Broussais : Notes cliniques, in Annales de la médecine physiologique, 1828, t. XIV ; — Amédée Dupau, Revue encyclopédique, août 1828, t. XIX, p. 525.

(1) Fossati, Journal de la Société de phrénologie ds Paris, avril 1835, note de la page 130.

(2) Consulter à ce sujet : Sarlandières, loc. cit.; — Rebouam, loc. cit.

CHAPITRE II

Exposition de l'œuvre de Gall.

LA CRANIOSCOPIE ET LA PHRÉNOLOGIE. — L'ŒUVRE VÉRITABLE : L'ANATOMIE ET LA PHYSIOLOGIE DU SYSTÈME NERVEUX. — LES FONCTIONS DU CERVEAU. — L'ESPRIT PHILOSOPHIQUE.

Nous l'avons dit dans notre introduction, le nom de Gall n'éveille aujourd'hui dans la plupart des esprits, même des non moins éclairés, une idée ironique : on lui accorde le mérite d'une idée ingénieuse, mais il s'y mêle une impression de pitié où perce la raillerie. Le système des bosses jouit d'une popularité peu élevée, à laquelle le charlatanisme et la chiromancie empruntent encore chaque jour ; Gavarni l'a jugé en disant qu'il « était éclos sous la bosse des systèmes ».

Il ne nous paraît pourtant pas que la mémoire de Gall ait beaucoup à souffrir de cette renommée, celui-ci ayant peu de titres pour en revendiquer la paternité. Sans doute le texte de ses ouvrages est explicite lorsqu'il dit *avec des observations sur la possibilité de reconnaître plusieurs dispositions intellectuelles et morales de l'homme et des animaux par la configuration de leur tête*, et dans *les fonctions du cerveau — avec des observations sur la possibilité de reconnaître les instincts, les penchants, les talents, ou les dispositions morales et intellectuelles des hommes et des animaux par la configuration de leur cerveau et de leur tête*.

Dans la lettre au baron de Retzer il est plus précis encore ; son intention est de

déterminer les fonctions du cerveau en général et celles de ses diverses parties en particulier : de prouver qu'on peut reconnaître diverses positions et inclinations par les protu_ bérances ou les dépressions qui se trouvent sur la tête et sur le crâne, et de présenter d'une manière claire les plus importantes vérités et conséquences qui en découlent pour l'art médical, pour la morale, pour l'éducation, pour la législation, etc., et généralement pour la connaissance plus approfondie de l'homme (1).

Mais une remarque s'impose sur ces trois textes, c'est que l'importance attachée par Gall à l'examen du relief cranien est en raison inverse de la maturité de son esprit. Le dernier, où perce le plus d'enthousiasme, date du début de ses recherches (1798) ; dans le titre de l'*Anatomie et physiologie*, il insiste déjà moins, douze années plus tard ; enfin dans le troisième qui a paru douze années après celui-ci, il restreint encore son idée, joignant à la configuration de la tête celle du cerveau. A mesure que Gall s'éloigne du

---

(1) In *Journal de la Société de phrénologie de Paris*, avril 1835, p 118.

temps où il a été frappé par les yeux saillants et la grosse tête de ses condisciples doués d'une grande mémoire, son jugement se transforme. Sa première intention a été d'étudier le rapport des facultés mentales avec l'organisme ; il semble qu'il ait été moins épris de cette idée dans la suite et qu'il se soit plus attaché à la physiologie du cerveau, à la description des phénomènes psychologiques qu'à la cranioscopie.

D'ailleurs sa préoccupation intime n'était pas le crâne, mais bien le cerveau ; il le remarque dès la première page de son livre, dans l'avertissement de son dernier ouvrage :

Le but de toutes mes recherches est de fonder une doctrine sur les fonctions du cerveau (1).

Souvent il se plaint, à ses amis et dans les discussions écrites qu'il soutient, de voir des esprits légers ne le juger que par la partie la moins importante de sa théorie et négliger ses découvertes anatomiques et physiologiques.

Il y en a même, dit-t-il, qui, comme le vulgaire, parlent avec une moqueuse satisfaction des bosses, comme MM. Richerand, Virey, etc. Serait-ce que ces messieurs répugnent encore à une physiologie du cerveau ? où serait-ce que cranioscopie, école cranioscopique, cranioscopes, leur paraissent plus aptes à détourner l'attention du public de la véritable nature de mes recherches ? C'est pourtant à cette cranioscopie, à ces recherches si pénibles, si multipliées et si coûteuses, que vous devez enfin ma physiologie, et par conséquent la partie la plus essentielle de la pathologie du cerveau !

(1) *Sur les fonctions du cerveau*, I, avertissement, p. 6.

et plus nettement encore :

J'apprends que MM. les savants ont baptisé l'enfant avant sa naissance. Ils me nomment cranioscope et la science que je fonde cranioscopie. Mais, premièrement, les mots savants me déplaisent; secondement, ce n'est point là le titre qui convient à mon métier et qui le distingue réellement. L'objet de mes recherches est le cerveau, le crâne ne l'est que comme une empreinte fidèle de la surface extérieure du cerveau, il n'est, par conséquent, qu'une partie de l'objet principal (1).

Ce mot de cranioscopie est-il de Gall ? On n'en trouve que de faibles traces dans ses écrits et jamais celui de *phrénologie* qu'on a bientôt employé pour désigner ses principes. Spurzheim en est l'auteur. Dans les nombreux ouvrages qui ont traité « de sa doctrine », c'est le mot de *phrénologie* qu'on joint au nom de Gall, et c'est de là que vient l'erreur consacrée ensuite jusqu'à nos jours par l'usage. Mais la plupart d'entre eux sont postérieurs à sa mort et il ne faut pas oublier que les théories originales du maître furent modifiées en même temps que répandues par ses élèves.

Les premiers ont pour titres *Nouvelles découvertes* ou *Nouvelle doctrine ;* quelques-uns portent *cranologie ;* mais, outre que Gall ne les a pas tous approuvés, on ne trouve dans aucun le mot de *phrénologie.*

C'est là un point sur lequel il est nécessaire d'insister pour rétablir la réalité des faits. La phrénologie est aujourd'hui connue à cause de Spurzheim. Lorsque celui-ci alla résider en Angleterre, il y créa une école qui fit de nombreux adeptes. Elle eut un si

(1) *Journal de la Société de phrénologie de Paris*, avril 1835, p. 134.

grand succès qu'elle devint une œuvre colossale, avec
ses établissements, son administration, ses journaux ;
de là partit une propagation organisée qui gagna
l'Amérique où elle a encore aujourd'hui ses institutions. Mais dans tout ce mouvement il n'est question
que de phrénologie, comme en témoignent d'ailleurs
les ouvrages de Spurzheim.

Ce n'était point le but de Gall ; son esprit ne se
lançait pas dans de pareilles aventures. Au sujet de
la phrénologie et de Spurzheim, il dit :

Je suis toujours resté indifférent aux aperçus que mes
auditeurs ont publié de ma doctrine. J'en agirai autrement
à l'égard de M. Spurzheim qui connaît mieux mes découvertes qu'aucun autre savant, mais qui s'efforce d'y intro-
duire un esprit tout contraire à celui dans lequel elles ont
été commencées, perfectionnées et continuées jusqu'à pré-
sent (1).

La divergence de vue de deux amis apparaît mieux
encore :

Spurzheim manifeste en plusieurs endroits la prétention
d'y avoir apporté (à la physiologie du cerveau) des vues
beaucoup plus physiologiques que ne sont celles du premier
auteur qui, conformément aux expressions qu'emploient dans
les journaux les amis de M. Spurzheim, aurait laissé son
enfant au berceau (2).

Cet enfant, c'est la phrénologie, dont Gall ne vou-
lut jamais s'occuper, qui fut la cause du désaccord,
et l'œuvre de Spurzheim.

(1) *Anatomie et physiologie du système nerveux*, t. III, introduction,
p. 15.

(2) *Anat et physiol.*, t. III, p. 16.

Gall avait d'abord voulu, avec la générosité de son cœur, servir l'humanité en donnant des règles immuables qui auraient été la base de la législation, de l'éducation, qui aurait permis d'établir une jurisprudence scientifique et de réglementer les sanctions avec une équité aussi proche que possible des lois naturelles. Dans le courant de ses recherches il s'aperçut que la tâche était moins aisée qu'il l'avait pensé ; il imagina son procédé de la cranioscopie, qui lui paraissait répondre à la réalité des faits et qui lui permettait d'atteindre son but. S'il a commis des erreurs, c'est qu'il a été victime de son logicisme et de son obstination à être utile à la société.

C'est ce qui n'a pas échappé à Dubuisson rappelant la cinquième proposition énoncée par Gall à la suite des quatre principes sur l'innéité et la nature des facultés et sur les organes qui en sont le siège :

Et comme les organes et leurs sièges n'ont pu être trouvés que par l'observation, il fallait encore que la forme de la tête ou du crâne représentât, dans la plupart des cas, la forme du cerveau, et suggérât des moyens variés pour découvrir les qualités et les facultés fondamentales et le siège de leurs organes (1).

Et Dubuisson ajoute :

Sans parler de l'obscurité et du vague qui règnent dans cette phrase, comme ce *il fallait encore* traduit bien de la part d'un esprit systématique le sentiment d'une nécessité qu'il n'a pu vaincre et à laquelle il a dû faire tous les sacrifices (2).

(1) *Sur les fonctions du cerveau*, t. I, Avertissement, p. 6, 7.
(2) Dubuisson, *La Tribune médicale*, 22 juillet 1877, p. 330.

Une discussion plus longue évoquerait peut-être l'impression d'une mauvaise cause, alors qu'il est assez facile de se convaincre par l'analyse de l'œuvre même de Gall, mieux que par un commentaire, qu'il a d'autres mérites.

*
* *

L'intention de Gall, avons-nous dit, était de « fonder une doctrine sur les fonctions du cerveau ». Pour cela il sentit la nécessité d'une connaissance approfondie de la structure de cet organe avant de parler de sa physiologie. Or, il estime, d'après les quelques notions anatomiques qu'il possède, que cette science est pleine d'erreurs et très insuffisante. Aussi s'appliqua-t-il à l'étude de la constitution du cerveau, et il en donna des conceptions toutes nouvelles qu'on ne peut passer sous silence.

Pour les bien faire ressortir il est nécessaire d'exposer l'état de l'anatomie du système nerveux au moment où Gall commence à travailler et telle qu'on la lui a enseignée.

Cuvier nous renseigne mieux que tout autre, lui qui avait de vastes connaissances et qui n'est pas suspect de partialisme en faveur de Gall, dans son *Rapport à l'Institut*.

On sait que l'opinion la plus généralement reçue touchant l'organisation intime du cerveau, c'est que la substance corticale des hémisphères et du cervelet, de nature presque entièrement vasculaire, est une sorte d'organe sécrétoire; que la substance médullaire, presque partout d'apparence fibreuse, est un amas de vaisseaux excréteurs ou au moins de filaments conducteurs: que tous les nerfs sont des émana-

tions de cette substance des faisceaux de ces vaisseaux ; que
la moelle allongée et épinière est elle-même un faisceau
plus grand que les autres, dont les différentes paires de nerfs
spéciaux se détachent successivement ; que les nerfs appelés
cérébraux enfin sont ceux qui se détachent les premiers de
la grande masse médullaire de l'encéphale (1).

On peut en croire aussi l'opinion de l'anatomiste
Reil qui, constatant que le cerveau est, de toutes
les parties du corps, la plus importante, regrette
que la structure de ce viscère soit précisément la
moins connue (2).

De savants médecins ont consacré de longs travaux
à cette étude. Varole, Willis, Vieussens, Haller,
Prochaska, Vicq d'Azyr ont donné des descriptions
très minutieuses du cerveau et attaché jusqu'à nos
jours leurs noms à diverses parties ; mais ils ne sont
guère sortis de la morphologie extérieure. La constitution intime leur a échappé ; leurs coupes parallèles et sériées ne leur ont pas donné de notions
précises ; ils se sont contentés des théories fantai-
sistes de leurs prédécesseurs. Malpighi et Sœmering
se sont essayés plus particulièrement aux recherches
microscopiques ; ils ont conçu l'existence d'un réseau
formé pour les uns de vaisseaux, pour les autres de
fibres compactes. Mais on ignore encore tout de l'agen-
cement de ce réseau, des connexions des vaisseaux
et des fibres, si bien que jusqu'à Gall on en est réduit
à l'idée d'une masse molle qui sécrète et excrète une

(1) CUVIER : Rapport sur un Mémoire de MM. Gall et Spurzheim, relatif à l'anatomie du cerveau. In *Mémoires de l'Institut, classe des
Sciences mathématiques et physiques*, 1808, p. 109-160.

(2) *Anatomie et physiologie du système nerveux*, t. I. préface, p. 21.

substance inconnue qui concourt à l'accomplissement des fonctions motrices et sensitives.

Dès que Gall commence ses recherches anatomiques il constate que « les connaissances de cette partie si noble sont entièrement défectueuses » (1) et c'est pour cela qu'il entreprend de refaire entièrement cette étude.

Il n'ajoute rien aux descriptions de ses prédécesseurs sur la morphologie générale du système nerveux ; s'il fait une étude d'ensemble, c'est pour réunir toutes les connaissances antérieures et faciliter au lecteur les recherches sur le système nerveux.

Il s'attache tout particulièrement à la structure de la masse nerveuse et c'est à ce sujet qu'il apporte des notions nouvelles. On peut même dire qu'il crée entièrement un système dont ses devanciers n'avaient eu aucune notion scientifiquement établie.

D'abord son procédé de recherche est de lui. Jusque alors les anatomistes pratiquaient des « tranches » parallèles du sommet de l'encéphale au bas de la moelle épinière, de sorte que, disait Cuvier, « la méthode est très pénible pour l'imagination... Les vrais rapports de ces parties, qu'on voit toujours coupées, échappent non seulement à l'élève, mais au maître » (2). Toute l'adresse de Gall consiste à suivre les filets nerveux en raclant, sans endommager leur surface, au lieu de les couper (3). Varole avait déjà pratiqué la dissociation des fibres dans la protubé-

(1) *Anatomie et physiologie du système nerveux*, t. 1, préface, p. 16.
(2) Cuvier, *loc. cit.*, p. 115.
(3) *Anatomie et physiologie du système nerveux*, t 1, préface, p. 29.

rance, Vieussens avait tenté, par le même procédé,
de les suivre dans l'encéphale, mais il n'en avait pas
fait un procédé exclusif et son exemple n'avait pas
été suivi. Gall en fait son unique méthode, si bien
qu'il acquiert ainsi une habileté qui rend ses démonstrations pratiques d'une clarté remarquable. Flourens
ne l'aimait pas pour « son matérialisme » et cependant il lui rend justice. Il parle de « l'observateur
profond qui nous a ouvert, avec génie, l'étude de
l'anatomie et de la physiologie du cerveau », qui
« nous a donné la vraie anatomie du cerveau » et
ajoute :

Je n'oublierai jamais l'impression que j'éprouvai la première fois que je vis Gall disséquer un cerveau. Il me semblait que je n'avais pas encore vu cet organe (1).

Les conceptions nées d'une pareille méthode,
basées sur la dissection, devaient heurter les opinions
admises, qui étaient purement hypothétiques. Il
décrivait pièces en mains, tandis qu'on avait supposé ;
il devait forcer la conviction, à tel point que Cuvier,
pourtant si sévère, reconnaît dans son *Rapport à
l'Institut* assez de découvertes pour leur consacrer
dix articles.

Le premier, Gall définit la substance grise. On
avait reconnu qu'elle était nécessaire au fonctionnement des nerfs, à côté desquels elle se trouve toujours placée ; mais on lui accordait un rôle sécrétoire
et on la considérait comme une glande, en raison de
sa richesse en vaisseaux sanguins. La constitution de

(1) Flourens : *De la phrénologie et étude vraie sur le cerveau*, Paris,
1865, p. 188.

cette substance ne lui paraissant pas satisfaire cette
explication, il en chercha la nature chez les êtres les
plus simples que, par un raisonnement d'une grande
logique, il supposait avoir les organes les plus élé-
mentaires.

Cette substance n'est nullement isolée ; elle est toujours
inséparable de la substance médullaire ou nerveuse ; déjà
dans les vers, les insectes, les mollusques, elle forme des
ganglions d'où naissent des filaments nerveux ; elle produit
autant de systèmes particuliers qu'elle forme de ganglions,
et il n'existe jamais un filament nerveux qui ne tire son origine d'un amas proportionnel de cette substance. Si dans les
animaux plus parfaits il existe des systèmes indépendants ou
interrompus, leurs fonctions sont toujours réalisées et soute-
nues par des ganglions particuliers, comme cela arrive souvent dans les différents systèmes du grand sympathique.
C'est donc, dans les animaux les plus simples, comme dans
l'homme, que les nerfs tirent leur origine de cette substance
gélatineuse à laquelle nous serions tentés de donner le nom
de matrice des nerfs (1).

Cette matière se trouve aussi sur le trajet des nerfs
où elle forme des *ganglions ;* elle sert non seulement
à renforcer un nerf, mais aussi à modifier ses fonctions.

Il base toutes ses théories sur cette conception de
la substance médullaire et de la substance corticale,
dénomination contre laquelle il s'élève parce que la
substance grise se trouve à l'intérieur de la masse médullaire (dans la protubérance annulaire, les pédon-
cules, les couches optiques, les corps striés, les

(1) Gall et Spurzheim : *Recherches sur le système nerveux en général
et le cerveau en particulier*, Paris, 1809, p. 66, 67.

tubercules quadrijumeaux) aussi bien qu'elle forme l'écorce du cerveau.

La moelle est une série d'amas de substance grise, de petits *ganglions* qui donnent naissance aux nerfs spéciaux. Les animaux inférieurs présentent cette disposition : leur système nerveux est formé de séries de ganglions, tous unis entre eux. Les animaux supérieurs et l'homme out seulement des ganglions très rapprochés et, comme chez les inférieurs, étroitement unis entre eux. Ainsi est ruinée l'ancienne théorie par laquelle la moelle était un faisceau de fibres issues du cerveau et qui se distribuent en formant les nerfs qui sortent de la moelle : au lieu de diminuer en abandonnant des nerfs, elle présente sa plus grande épaisseur vers sa terminaison (1). Bien au contraire, et c'est là l'observation géniale de Gall, la moelle présente des renflements, des ganglions symétriques, là où elle donne le plus grand nombre de filets nerveux.

On savait depuis longtemps que la moelle épinière ne s'amincit pas en proportion de ce qu'il en sort un plus grand nombre de nerfs ; mais qu'au contraire elle se renfle dans les endroits d'où partent les nerfs les plus gros. Sœmering, de même que Bartholin, a observé que dans les animaux, la grosseur de la moelle épinière n'est pas, relativement au cerveau, beaucoup plus considérable que dans l'homme. Mais aucun auteur moderne n'aurait tiré de ce phénomène la conséquence que la moelle épinière n'est point un prolongement de la substance médullaire du cerveau et du cervelet (2).

(1) *Anatomie et physiologie du système nerveux*, I, p. 55.
(2) *Anatomie et physiologie du système nerveux*, t. I, préface, p. 50, 51.

et plus loin :

Plus la substance gélatineuse est abondante, plus elle engendre de filets nerveux, par conséquent la quantité de substance grise et le nombre des nerfs sont en raison directe et réciproque (1).

Comme ses adversaires ont voulu lui faire dire que ces ganglions étaient autant de petits cerveaux exerçant leur action indépendamment du cerveau, il s'est fortement récrié et a affirmé l'union de chaque partie de la moelle avec le cerveau et leur dépendance vis-à-vis de celui-ci.

Malgré ses efforts, Gall n'est pas arrivé, par des procédés anatomiques, à décrire les deux voies ascendante et descendante de la moelle, il faudra attendre Waller. Il croit à leur existence par ses idées sur la physiologie et il ne pense pas à la nécessité de la démontrer anatomiquement.

Il voit surtout dans le système nerveux l'organe de réception des impressions extérieures. Mais il a la notion d'une différence anatomique. Il est sur le point de dire qu'un nerf comprend des fibres sensitives et des fibres motrices ; à ses adversaires qui lui objectent que le même nerf sert pour le mouvement et la sensation, il fait remarquer que :

Avant de répondre catégoriquement à cette objection, nous observerons qu'elle suppose démontré ce qui ne l'est pas, savoir : que la sensation et le mouvement s'effectuent par les mêmes filaments nerveux. Le nerf que l'on a coutume de regarder comme simple a, dès son origine, reçu ses filaments de différents points (2).

(1) *Anatomie et physiologie du système nerveux*, t. I, p. 75.
(2) *Anatomie et physiologie du système nerveux*, t. I, p. 131.

Mais il craint de se montrer trop hardi.

Cependant nous convenons que le même filament nerveux possède les deux facultés de sensation et de mouvement (1).

Et pourtant il avance l'hypothèse d'une constitution anatomique différente pour les deux espèces de nerfs. Les qualités physiques,

la structure intérieure des corps doit aussi différer lorsqu'ils doivent agir différemment sur les diverses parties (2).

Mais il se livre à une série de suppositions sur la direction, l'origine et les fonctions des filets nerveux qui le font retomber dans le domaine des hypothèses.

Comme pour la moelle, Gall décrit dans le bulbe, le cervelet, le cerveau, les trajets fibrillaires, la répartition de la substance médullaire et de la substance grise. Dans la moelle allongée encore il découvre les amas de « matière pulpeuse », système de ganglions, en communication avec eux-mêmes et avec ceux de l'axe spinal et avec le cervelet et le cerveau ; il connaît particulièrement bien les amas gris du plancher du quatrième ventricule. Il découvre ce carrefour des voies sensitives et motrices et entre dans une description détaillée, comme d'ailleurs pour le cervelet, le cerveau et les nerfs craniens, d'éléments fibrillaires, que nous ne pouvons rappeler dans un rapide exposé.

Le cervelet et le cerveau enfin sont fournis par l'épanouissement de tout le système des fibres venues de la moelle épinière et de la moelle allongée, le

(1) *Anatomie et physiologie du système nerveux*, t. I, p. 132.
(2) *Anatomie et physiologie du système nerveux*, t. I, p. 130.

premier par les corps restiformes, le deuxième par
les faisceaux pyramidaux dont il a confirmé l'entre-
croisement au niveau du bulbe.

C'est au cerveau qu'il s'attache plus particulièrement et il trace le trajet très exact du faisceau
pyramidal qui se renforce par addition de substance
grise dans la protubérance, les couches optiques et
les corps « cannelés », et qui envoie une ramification
aux tubercules quadrijumeaux. La substance grise
couvre enfin toutes ces ramifications que Gall com-
pare très ingénieusement à celle d'un arbre puisant
sa substance par un système de racines pour la distri-
buer à toutes les parties de son feuillage.

Gall, on peut le dire, a donné des douze paires de
nerfs craniens, qu'il appelle « cérébraux », une description exacte jusque dans ses détails, surtout au
point de vue du trajet intra-cérébral de leurs fibres.
D'une façon générale il montre qu'ils viennent de la
moelle allongée et non pas du cerveau ; lorsqu'on suit
les racines de chacun d'eux dans l'épaisseur de la
moelle allongée, on voit qu'ils remontent de la moelle
vers le point où il se montrent au dehors et qu'ils
ne descendent pas du cerveau pour traverser le
bulbe (1). Qu'on nous permette de passer sous silence
ces notions anatomiques qui feraient à elles seules
l'objet d'une étude spéciale, mais qui nous feraient
sortir des limites que nous nous sommes tracées.

Nous aurons terminé cet exposé des découvertes
anatomiques de Gall quand nous aurons parlé de sa

(1) *Dictionnaire des sciences médicales,* Paris, 1819, t. XXXV. Article
Nerfs.

conception des commissures. L'idée était très ancienne : Gall lui-même dit qu'elle remontait à Érasistrate et à Galien et que ce nom venait des anatomistes du xvii° siècle. Mais jusqu'à lui la notion était peu précise et incomplète. Ses théories sur la multiplicité des organes cérébraux et la dépendance des diverses parties les unes vis-à-vis des autres lui permirent d'étudier plus spécialement ces systèmes d'union et d'en tirer des mérites tout à fait personnels.

Ainsi la forme mécanique de ces faits d'alliance mutuelle était connue ; mais comme on a très bien entrevu que l'usage des commissures était de faire communiquer les deux hémisphères l'un avec l'autre, n'aurait-on pas dû conjecturer qu'elles devaient avoir une liaison et un rapport avec toutes les parties constituantes du cerveau, et en conséquence de cette idée, déduire leur origine de plus loin ? (1).

Pour Gall, le cerveau est un réseau qui, outre les faisceaux venus de la moelle allongée, comprend plusieurs groupes fibrillaires unissant entre eux les divers centres cérébraux. C'est un système de fibres « convergentes et divergentes », « rentrantes et sortantes », concourant avec le faisceau pyramidal à former la substance médullaire de chaque hémisphère. Les unes viennent d'un point de l'autre hémisphère ou du même vers la substance corticale, les autres partent de celle-ci et se distribuent dans les divers amas gris de ce même hémisphère ou de celui du côté opposé. N'est-ce pas là la description des

____

(1) Gall et Spurzheim : *Recherches sur le système nerveux*, p. 154.

fibres commissurales, collatérales et de projection des auteurs modernes?

Quant à la description des commissures, Gall confirme celle de ses prédécesseurs, le corps calleux, les commissures antérieure et postérieure et ajoute plusieurs petits faisceaux secondaires, indépendants de ceux-ci. Quant à celle de la moelle, déjà décrite par Vicq d'Azyr, Sœmering, Cuvier, Chaussier, il en donne minutieusement la constitution fibrillaire.

*
* *

Malgré toutes les notions nouvelles que Gall a apportées dans ce domaine, il n'a été anatomiste qu'occasionnellement, pour obtenir des éclaircissements sur les fonctions du cerveau. La physiologie a toujours été son arrière-pensée et c'est surtout là qu'il s'est montré observateur profond et réellement novateur.

Ici Gall crée de toutes pièces.

Très érudit, sachant l'état de la physiologie et de la philosophie à son époque, il a senti combien ses idées étaient neuves et, ayant des adversaires déterminés, combien il aurait de peine à en pénétrer les esprits curieux. Aussi s'est-il surtout attaché à faire ressortir l'originalité de ses théories, en mettant au point les connaissances antérieures et en leur comparant ses principes personnels.

Quant aux fonctions du cerveau, l'histoire des diverses opinions ne nous offre qu'une succession d'erreurs. Plusieurs idées que l'on se faisait de sa nature ne permettaient pas de lui attribuer les opérations de l'esprit. Quelle connexion pouvait-il exister entre une substance spongieuse ou une masse de viscères impurs, et les facultés spirituelles ? Jusqu'au xvie siècle, et même dans la plus grande partie du xviie siècle, on resta fidèle à l'ancienne doctrine de Galien sur les esprits vitaux sécrétés dans les cavités du cerveau, et distribués à ses diverses parties par les artères. Telle était l'opinion de Bérenger, de Spiegel, de Vesling, de Willis, de Vieussens et de la plupart des physiologistes (1).

Il dit ailleurs :

On n'était pas plus d'accord sur le siège de l'âme. Longtemps elle fut répandue par tout le corps et résida principalement dans l'ensemble du système nerveux. Mais cette opinion était contraire à celle des métaphysiciens, on restreignit le siège de l'âme au cerveau et même à un seul de ses points (2).

Ailleurs encore :

Quant aux facultés et aux penchants de l'âme, aux passions, aux affections, au caractère moral en général, on en plaçait plus volontiers le principe dans l'organisation, mais on les rapportait à l'état du sang et des autres liquides, aux plexus de la poitrine et du bas-ventre et à la différence du tempérament. Puisque encore aujourd'hui les connaissances sont assez bornées pour que l'on attribue les qualités des hommes et des animaux, leurs penchants, leurs inclinations et leurs facultés à la seule éducation, comment pourrait-on avoir l'idée de chercher un principe quelconque de tout cela dans le cerveau ? (3).

La cause de cette ignorance résidait dans les méthodes de recherche :

Au lieu de chercher simplement des phénomènes en nombre

(1) *Anatomie et physiologie du système nerveux*, I, introd., p. 16.
(2) *Id.*, I, introduction, p. 17.
(3) *Id.*, I, p. 24, 25.

suffisant, on se livrait à des subtilités philosophiques pour
en faire éclore des hypothèses et des explications ; on tâchai[t]
de découvrir comment les âmes et les corps étaient unis ; si
c'était immédiatement ou par le moyen d'une substance intermédiaire. On voulait même approfondir la nature de cette
substance, moitié corps et moitié âme ; on voulait savoir
comment l'esprit et le corps, comment le cerveau et les nerfs
agissent réciproquement l'un sur l'autre ; si les sensations
et les idées sont les résultats des impressions faites dans le
cerveau ; s'il en reste des traces, comment elles se renou-
vellent, etc. (1).

Après tous ces développements métaphysiques,
les raisonnements plus positifs de Prochaska, Vicq
d'Azyr, Sœmering apportèrent une lumière nouvelle et on peut dire qu'ils furent les premiers à localiser dans des organes ces fonctions psychiques qui
paraissaient si logiquement devoir posséder un substratum. Cependant le siège de l'âme était toujours
placé dans les divers organes du corps avec lesquels il n'avait d'autres rapports que ceux que lui
attribuait l'empirisme de l'opinion publique. Les
créateurs de la physiologie, Bichat, Cabanis, quoique
observateurs profonds, ne furent pas plus heureux :
le courage avait le cœur pour organe, la colère
siégeait dans le foie, l'amour sexuel dans les testi-
cules, etc. C'était déjà une tentative très nette de
localisation des sentiments dans un substratum organisé ; mais cela ne satisfaisait point Gall et c'est
surtout là ce qu'il combattit.

Il semble s'être rangé à l'opinion de Kant, ren-
voyant la question de l'organe de l'âme au « tribunal

(1) *Anatomie et physiologie du système nerveux*, t. I. p. 26.

des médecins et des physiologistes ». Il n'a pas la prétention d'expliquer la nature des phénomènes mentaux, qu'il croit au-dessus des conceptions de l'esprit humain ; il se contentera de

déterminer quelle partie du corps il convient de considérer comme l'organe des qualités morales et des facultés intellectuelles (1).

Cette partie du corps, c'est le cerveau et c'est la physiologie du cerveau qu'il élabore en faisant l'étude « des qualités morales et des facultés intellectuelles ». Ce ne sont plus, à la façon d'Aristote, de Galien, de ses contemporains, des vues décousues ayant leur point de départ dans la recherche du siège de l'âme ; Gall a toujours pensé que cet organe était le cerveau, ses recherches ont accumulé les preuves et c'est une physiologie systématique qu'il a entreprise.

Substituant aux idées de son temps des principes si nouveaux il devait s'attacher surtout à justifier son opinion que le cerveau est l'organe des phénomènes mentaux et il s'est consacré tout particulièrement à cette démonstration. Il accumule les preuves les plus scientifiques et le désir de se montrer persuasif lui en fait chercher un tel nombre qu'il lui fera accorder toutes les convictions.

Avec un talent particulièrement philosophique il a eu l'art de prévoir les objections et avec une dialectique qui serait un peu complexe aujourd'hui, mais très rigoureuse, il a apporté un soin minutieux à exprimer clairement sa pensée.

(1) *Anatomie et physiologie du système nerveux*, t. II, p. 217.

A ceux qui lui « prêtent la présomption de vouloir
expliquer l'essence et la manière d'agir des systèmes
nerveux » (1) il répond que Spurzheim et lui

ont toujours soutenu dans leurs cours publics et dans leurs
ouvrages qu'ils ne prétendent point expliquer les premières
causes des phénomènes non seulement de la vie animale,
mais même de la vie organique, le mode d'union du corps
et de l'âme ni leurs fonctions à l'aide d'organes matériels (2).

Il n'a pas la prétention d'expliquer une chose qu'il
juge au-dessus des forces de l'homme et qui le ferait
accuser d'un matérialisme qu'il n'a pas. Il veut seulement « tâcher d'arriver à la connaissance des *conditions* des diverses fonctions du cerveau tant en
santé qu'en maladie » (3), et il ne doit pas être difficile de comprendre

la différence qu'il y a entre *expliquer* la cause d'un phénomène et *indiquer* les conditions voulues pour qu'il puisse
avoir lieu..... Il est certain qu'il n'y a que les phénomènes
et les conditions de leur existence qui soient du domaine de
leurs recherches, tant dans la vie animale que dans la vie
organique (4).

Pour éviter toute confusion qui prêterait à la critique, il a soin de bien localiser son organe :

Je ne comprends sous la dénomination de cerveau ou
d'encéphale ni la moelle épinière, ni les nerfs des sens (5).

Il localise aussi son sujet, rendant justice aux travaux de quelques-uns de ses devanciers, Haller et

---

(1) GALL et SPURZHEIM : *Recherches sur le système nerveux*, p. 7.
(2) GALL et SPURZHEIM : *Recherches sur le système nerveux*, p. 7 et 8.
(3) GALL et SPURZHEIM : *Recherches sur le système nerveux*, p. 8.
(4) GALL et SPURZHEIM : *Recherches sur le système nerveux*, p. 8 et 9.
(5) *Anatomie et physiologie du système nerveux*, t. II, p. 221.

Sœmering. Ce sont les théories de ces derniers, plaçant dans le cerveau les sensations et l'origine des mouvements volontaires qui lui ont fait penser que le cerveau était le seul organe de la production de ces phénomènes,

que les perceptions et la conscience n'existent que dans le cerveau ; que, sans le cerveau, aucune impression venue du dehors et aucune irritation née dans l'intérieur ne peuvent produire de sensation ; que le cerveau est exclusivement l'organe des fonctions de la vie animale ; que tous les phénomènes que nous offrent les zoophytes, tous ceux que nous observons dans les systèmes nerveux différents du cerveau, ne doivent point être regardés comme des phénomènes dus à la faculté sensitive et à la spontanéité animale, mais doivent être attribués uniquement à l'irritabilité (1).

Cette question, ainsi bien délimitée, il la démontre par une méthode rigoureuse. Ses preuves sont à remarquer : les unes, négatives : aucun organe autre que le cerveau ne peut remplir ces fonctions intellectuelles et morales ; les autres, positives : celui-ci seul peut remplir ces mêmes fonctions.

Il n'est pas inutile de rappeler les unes et les autres ; elles témoignent du soin qu'il y a apporté et de la nouveauté, toute scientifique, de l'argumentation.

Preuves négatives. — Aucun autre organe que le système nerveux n'a une organisation qui lui permette de se mettre en relation avec l'extérieur et le corps tout entier, à plus forte raison de remplir des fonctions supérieures comme de manifester des ins-

(1) *Anatomie et physiologie du système nerveux*, t. II, p. 224.

tincts, des aptitudes, des passions, des actions
volontaire et réfléchies, qui supposent une continuité
fonctionnelle avec les autres parties du corps.

En outre, le système nerveux est le seul organe
dont le développement soit proportionné au degré de
perfectionnement de la vie animale dans l'échelle
des organismes, tandis que les viscères dans lesquels
on a coutume de placer les fonctions de la vie mentale n'offrent pas le même rapport. Le fait est manifeste si l'on s'en rapporte à l'anatomie comparée :
toutes proportions gardées, ces viscères sont souvent
plus volumineux chez les animaux que chez l'homme
et certains animaux qui ne les possèdent pas présentent cependant les qualités qu'on prête à ces
organes. Le foie devrait être l'organe de la colère,
« les insectes n'ont ni foie ni bile, et cependant ils
sont très irascibles » (1).

Quant au système nerveux, les ganglions et les
plexus n'ont pas une organisation qui permette ce
rôle prépondérant. On sait qu'ils servent d'intermé-
diaires entre le cerveau et les diverses parties du
corps, entre la vie organique et la vie animale. Ils
sont développés chez l'enfant bien avant l'apparition
des phénomènes psychiques ; et l'anatomie comparée
montre que certains animaux, sans aucune manifestation intellectuelle, comme l'huître, ont cependant
des ganglions et des plexus, et que chez d'autres ces
organes sont beaucoup plus développés qu'ils ne le
sont proportionnellement chez l'homme.

(1) *Anatomie et physiologie du système nerveux*, t. II, p. 239.

Et si quelques-uns objectent que pourtant lorsqu'on est en proie à une passion, à un sentiment même peu violent, on en ressent la manifestation dans quelque viscère, c'est qu'ils confondent l'organe qui produit le sentiment avec les viscères dans lesquels celui-ci produit une réaction.

Preuves positives. — Elle sont accumulées et ce sont elles qui constituent la vraie démonstration de la physiologie du cerveau :

1° Dans la série animale la perfection du cerveau est en rapport direct avec le développement des facultés et des instincts ;

2° Les facultés sont les mêmes pour une même structure du cerveau et varient avec celle-ci ;

3° Chez un sujet en état d'infériorité psychique, le cerveau présente des défectuosités proportionnées à son degré, alors que tous les autres organes sont sains ;

4° Les sujets chez lesquels les facultés morales et intellectuelles s'exercent avec beaucoup d'énergie présentent un grand développement de leur cerveau ou de quelques-unes de ses parties ;

5° Les facultés morales et intellectuelles se développent et décroissent comme le cerveau ;

6° Si l'on observe des cas de précocité ou de retard dans le développement des facultés, les organes ne suivent pas des variations proportionnelles, tandis que le cerveau offre un développement en rapport avec les anomalies correspondantes ;

7° Le cerveau et le cervelet ne sont pas indispensables à la vie organique, mais les fonctions de l'âme ne sont possibles que si le cerveau existe ;

8° Chacun à la sensation que le travail de l'esprit a lieu dans la tête ; le surmenage psychique donne là des symptômes douloureux et quand la tête est dans de mauvaises conditions physiques, le travail est très difficile ;

9° Il existe des variétés dans la structure du cerveau humain qui correspondent aux variations des fonctions intellectuelles et morales qu'on observe suivant les races et le sexe ;

10° Les autres organes peuvent être très affectés par la maladie, les fonctions de l'âme ne sont pas troublées tant que le cerveau n'est pas atteint ; les nerfs et la moelle peuvent être endommagés sans que leur état pathologique altère immédiatement ces fonctions ;

11° Les exemples nombreux de troubles cérébraux révèlent toujours des lésions du cerveau ;

12° La pathologie mentale montre également des déformations cérébrales ; la folie a son siège immédiat dans le cerveau.

A ce propos il s'attache à montrer par de nombreux exemples la nécessité de faire justice des erreurs anatomiques pour arriver à cette conception du cerveau. La physiologie et l'anatomie du cerveau sont trop inséparables pour arriver à connaître le cerveau si on néglige l'une ou l'autre. C'est pour cela que des médecins aliénistes éminents, comme Pinel, Esquirol, Fodéré, tout en ayant conscience que la manie et le délire devraient avoir le même siège que l'intelligence, rapportent cependant ces manifestations à des troubles abdominaux.

On ne saurait passer sous silence l'insistance avec laquelle Gall parle de l'intime connaissance de l'anatomie et de la physiologie d'un organe et en particulier du cerveau. L'influence de Lamarck ne paraît pas douteuse, celle de Georges Leroy paraît plus certaine ; on y trouve presque le déterminisme de Darwin. Se rangeant à l'opinion de Reil, contre nombre de ses adversaires, Walter et Ackermann en particulier, qui séparaient les deux sciences pour « anéantir la physiologie du cerveau en démontrant ses erreurs anatomiques » (1), il proclamait que :

Si l'on sépare l'anatomie de la physiologie, on détruit tous les rapports des organes avec leurs fonctions (2)...

Toute doctrine sur les fonctions du cerveau serait fausse si elle se trouvait en contradiction avec sa structure (3).

A mesure que ses observations se multipliaient, il voyait :

toujours plus distinctement la connexion des phénomènes avec l'organisation, et je sentais toujours plus vivement qu'une doctrine sur les fonctions du cerveau ne pourrait qu'être très imparfaite si elle ne se rattachait étroitement à la doctrine de la structure de cette partie (4).

L'objet de la physiologie du cerveau étant déterminé, Gall en établit tout le système. Son observation minutieuse lui avait fait reconnaître toute une

(1) *Anatomie et physiologie du système nerveux*, I, préface, p. 25.
(2) *Anatomie et physiologie du système nerveux*, I, préface, p. 23.
(3) *Anatomie et physiologie du système nerveux*, I, préface, p. 24.
(4) *Anatomie et physiologie du système nerveux*, I, préface, p. 26.

suite de phénomènes mentaux ; à chacun d'eux il attribua une individualité propre. Déterministe et logicien, admettant qu'une fonction ne peut exister chez un être vivant sans un organe particulier pour en permettre l'exercice, il devait attribuer à chaque faculté un substratum anatomique individuel. C'est l'origine de sa vaste organologie, l'objet final de toutes ses recherches : il y a dans le cerveau autant d'organes que de fonctions morales ou intellectuelles. Son but est alors de déterminer chacun d'eux.

La substance blanche du cerveau ne peut être le siège d'aucune fonction de l'esprit. Sa constitution fibrillaire en fait un organe de conduction : elle met en rapport les diverses parties du corps avec les parties nobles du cerveau ; elle est le trait d'union entre chaque point de l'organisme et ce centre supérieur où se passent précisément les phénomènes psychiques et où sont situés les organes.

La substance grise est le seul siège possible de ceux-ci, et plus spécialement celle qui constitue l'écorce du cerveau. Elle est formée par l'épanouissement des filets nerveux ; elle tient tous ces corps sous sa dépendance, elle en est la matrice ; c'est donc là que se passent les phénomènes supérieurs.

Les organes de la vie mentale sont donc répartis sur la surface du cerveau dans cette sorte de membrane grise qui tapisse la surface des hémisphères.

Si elle est plissée, c'est afin d'avoir une grande étendue sous un moindre volume ; mais ce n'est là qu'un simple artifice de la nature car on peut la déplisser par des procédés spéciaux (1). Chaque organe a son territoire ; ils sont contigus, de telle sorte qu'on pourrait, si on les connaissait tous, en faire une répartition topographique sur la surface du cerveau.

Ainsi est édifiée la physiologie générale des circonvolutions. Mais, en outre, ces épanouissements nerveux sont proportionnels à la grosseur du tronc nerveux lui-même.

Un petit faisceau nerveux ne peut former qu'un épanouissement peu considérable, et par conséquent que de petits plis, qu'une petite ou plusieurs petites circonvolutions. Un faisceau nerveux considérable, au contraire, forme un épanouissement très ample et très épais, et par conséquent des plis et des circonvolutions bien plus volumineux (2).

Le volume du cerveau varie suivant la grosseur des faisceaux et des circonvolutions. Précisément ce volume est aussi proportionnel au degré de développement des facultés mentales, et à sa propre expérience Gall ajoute l'autorité de Pinel : les imbéciles et les déments ont un cerveau beaucoup moins développé que celui des individus remplis de talent (3).

Il va plus loin et applique ce principe à chacun des organes. Suivant la prédominance des fonctions les unes sur les autres, le substratum de chacune d'elles est plus ou moins développé, et à ce développement concourent non seulement les parties qui sont situées à la surface du cerveau, mais même les

(1) *Anatomie et physiologie du système nerveux*, t. III, p. 2, 3.
(2) *Anatomie et physiologie du système nerveux*, t. III, p. 3.
(3) *Anatomie et physiologie du système nerveux*, t. II, p. 339-341.

faisceaux profonds qui leur correspondent. De cette façon,

l'on peut tirer de la grandeur du pli ou de la circonvolution des inductions certaines sur le volume de tout l'organe. Plus les circonvolutions sont longues, profondes et larges, plus elles occupent d'espace et plus elles s'élèvent au-dessus de celles qui sont moins longues, moins larges et moins profondes; de manière qu'un cerveau dont les parties intégrantes ont acquis un développement inégal offre à sa surface des enfoncements, des parties planes et des protubérances (1).

Malgré ses importantes théories physiologiques, le but unique des recherches de Gall, la « doctrine des fonctions du cerveau » (2) est la découverte des facultés de l'esprit et la détermination de leurs organes. Les connaissances qu'il a pu acquérir étaient des moyens indirects d'atteindre sa fin, mais il en est un, plus direct : la craniologie.

Ses études sur l'évolution organique du cerveau et du crâne et ses remarques sur les étapes des fonctions psychiques aux différents âges de l'homme lui avaient suggéré que le cerveau exerçait sur le crâne une influence très étroite. Il lui paraissait certain que le cerveau imprime sa forme au crâne, non seulement dans son ensemble, mais dans chacune de ses parties. Dès lors, celui-ci devait traduire par sa surface externe le relief de l'encéphale, les mêmes enfoncements, les mêmes parties planes, les mêmes éminences. Il avait ainsi un moyen pratique d'étudier les

(1) *Anatomie et physiologie du système nerveux*, t. III, p. 4.
(2) *Id.*, III, p. 4.

organes cérébraux et les facultés mentales de ses
sujets. La cranioscopie est la méthode qu'il employa
pour établir cette topographie cranienne qui le fit
tant admirer d'abord et tant critiquer ensuite.

Gall ne s'est pas contenté d'établir les principes généraux de la physiologie du cerveau ; à côté de ses
théories sur l'ensemble des fonctions cérébrales, il a
effleuré quelques points particuliers, notamment les
phénomènes sensitifs et moteurs.

Dans la physiologie, nous cherchons à la vérité quelles sont
les facultés primitives de l'âme, le siège et les signes extérieurs de ces organes ; mais de quelque importance qu'en
soit la connaissance pour le médecin et pour le philosophe,
nous sommes loin de nous restreindre à ce seul objet, ne le
regardant au contraire que comme un des meilleurs moyens
de connaître avec exactitude les fonctions du cerveau et de
ses diverses parties. Par conséquent nous nous appliquons
d'une manière spéciale à des recherches sur les facultés de
l'irritabilité, de la sensibilité, du mouvement volontaire, de
même que sur les fonctions des sens, les instincts, les penchants, la volonté et la pensée, en tant que toutes ces qualités se trouvent subordonnées à des conditions matérielles ;
nous tâchons d'assigner à chaque système différent sa sphère
d'activité particulière, et enfin de déterminer, d'après des lois
immuables, quelle est, dans l'ensemble de tout le système
nerveux, la sphère d'activité ou le règne de l'homme (1).

Gall était trop profond physiologiste pour n'avoir
pas songé aux grands problèmes de la biologie, lui
qui, pour connaître la nature spirituelle de l'homme,
étudia les animaux à tous les degrés d'organisation
et rapprocha si souvent les phénomènes vitaux de

(1) *Anatomie et physiologie du système nerveux*, I, préface, p. 55.

l'un et des autres. Ses comparaisons anatomiques et physiologiques n'étaient-elles pas basées sur les principes fondamentaux de la science de la vie ? Trop préoccupé de son objet, il ne s'est point consacré aux spéculations transcendantes, peut-être trop théoriques pour son esprit positif, et il n'y a pas fait de longues discussions. Mais on sent dans le fond de sa pensée une intime croyance à l'unité de la vie, de la matière, des organes, au transformisme, peut-être parce qu'il se rendait à l'évidence de la vérité des conceptions de Buffon, de Georges Leroy, de Diderot, de Lamarck.

Après que Haller eut découvert l'irritabilité chez les animaux, Linné, E. Darwin, Duhamel, Barthez l'attribuaient aux plantes ; Diderot venait d'assembler les idées des physiologistes et des philosophes qui l'avaient précédé et d'établir les premiers principes d'une biologie rationnelle (1). Gall avait l'esprit trop curieux pour n'avoir pas subi l'influence de cette poussée vers l'esprit scientifique ; il s'est formé à l'école des encyclopédistes. Sans s'attacher à formuler nettement les idées philosophiques dont l'avaient imprégné les nombreux savants de son époque, il les possédait : il n'a jamais cessé de s'élever contre les métaphysiciens qui « n'ont servi qu'à grossir l'histoire des erreurs de l'esprit humain » (2), et d'admettre seulement comme vrai ce qu'apprend l'expérience.

(1) PAITRE : *Diderot biologiste*, Lyon, 1905.

(2) *Anatomie et physiologie du système nerveux*, t. I, introduction, p. 6.

* *

Gall a été anatomiste, physiologiste, médecin ; il a été aussi psychologue. Il n'existe pas chez lui de système de psychologie complet, mais ses idées sont très nettes sur les questions qu'il a touchées, il a envisagé bien des points, de sorte qu'on trouve dans son œuvre les éléments d'une doctrine. Ses premières observations avaient pour objet les phéno mènes mentaux de l'homme lorsqu'il remarquait la diversité de caractère de ses frères, de ses sœurs et de ses condisciples.

Chacun d'eux avait quelque chose de particulier, un talent, un penchant, une faculté, qui le distinguait des autres... Durant le cours de nos études, quelques-uns se distinguaient par la beauté de leur écriture, d'autres par la facilité du calcul, d'autres encore par leur aptitude à l'étude de l'histoire et des langues. L'un brillait dans ses compositions par l'élégance de ses périodes, l'autre avait toujours un style sec et dur ; un autre enfin serrait ses raisonnements et les revêtait d'expressions fortes. Un grand nombre manifestaient du talent pour les choses qu'on ne leur enseignait pas : ils découpaient et dessinaient très bien ; quelques-uns consacraient leurs loisirs à la peinture ou à la culture d'un jardin tandis que leurs camarades se livraient à des jeux bruyants ; on en voyait enfin qui se plaisaient à parcourir les forêts pour chercher des nids d'oiseaux ou pour rassembler des fleurs, des insectes, des coquilles (1).

Ces différences d'aptitudes et de mœurs font à chacun son individualité. De quoi dépendent-elles ? Comment se manifestent-elles ? N'existe-t-il pas des

(1) *Anatomie et physiologie du système nerveux,* I, préface, p. 1 et 2.

différences parallèles de l'esprit et du corps suivant les individus, et à quoi peut-on les reconnaître ? Toutes ces questions, que Gall s'est posées, sont du domaine de la psychologie. Il a beaucoup travaillé la physiologie du cerveau parce que les fonctions de cet organe lui ont paru être en rapport avec l'exercice des facultés mentales ; il s'est occupé de l'anatomie de l'encéphale parce qu'il jugeait impossible de fixer le rôle d'un viscère sans en connaître la structure ; il a créé la craniologie pour étudier les diverses parties de la tête ; mais tout cela était destiné à élucider la nature morale et intellectuelle de l'homme.

On a parlé si peu de la psychologie de Gall et tant de sa cranioscopie qu'on pourrait se demander s'il a été réellement psychologue. Il ne l'est peut-être pas dans l'acception moderne du mot, systématiquement ; mais il l'a été en fait car il a toujours eu pour objet la nature psychique de l'homme. Il voulait, après bien d'autres, tirer de cette connaissance des règles pratiques pour la morale et la législation. Dans tous ses ouvrages perce sa préoccupation ; il revient sans cesse à l'âme, au principe fondamental qui ajoute à notre vie végétative et à notre vie animale notre nature aimante et intelligente.

Il a vu le problème dans sa généralité. Il part des « causes premières des phénomènes de l'univers » (1), se demandant « quel est le créateur ou quel est le moteur de tout cela » (2). Il repousse le matérialisme des premiers philosophes, d'Empédocle, de Démo-

(1) *Anatomie et physiologie du système nerveux*, t. I, introduction, p. 1.
(2) *Anatomie et physiologie du système nerveux*, t. I, introduction, p. 2.

crite, d'Hippocrate, des stoïciens, d'Épicure, et se range à l'opinion d'Aristote et des spiritualistes qui ont suivi : il croit à la toute-puissance de l'âme sur tous les phénomènes et en particulier sur la nature humaine.

Mais sa conception n'est pas celle des métaphysiciens. Pour lui l'homme est incapable d'expliquer des phénomènes aussi vastes ; tout au plus peut-il concevoir l'essence de sa propre nature, l'existence de l'âme humaine est la seule étude qu'on puisse se permettre. Encore celle ci n'est-elle pas accessible à tous les esprits et elle a souvent éloigné les métaphysiciens et les moralistes des recherches sur les véritables mobiles des actions des hommes.

L'âme existe incontestablement ; les sciences physiques et naturelles n'expliquent qu'un seul côté de notre nature ; les preuves sont innombrables, et il est inutile de les montrer, de phénomènes qui ne tombent pas sous nos sens et qui relèvent d'un principe supérieur. Mais pour connaître l'âme il faut renoncer aux « élans d'une imagination téméraire » (1). Il est nécessaire « d'examiner les faits en eux-mêmes, indépendamment de toute explication et de chercher les phénomènes qui les accompagnent... Aussi Curt-Sprungel dit-il avec beaucoup de vérité : « Toute théorie qui n'a pas « été formée par voie d'induction, mais conçue seulement par l'imagination, doit s'attendre à être « contredite par l'expérience, à ne pouvoir être mise « en pratique et à tomber tôt ou tard dans l'oubli. (2) »

(1) *Anatomie et physiologie du système nerveux*, t. I, introduction, p. 6.
(2) *Anatomie et physiologie du système nerveux*, t. I, introduction, p. 6.

L'homme possède une unité, mais elle existe en dehors de notre corps. Le moi est d'une essence supérieure ; il comprend une catégorie de faits d'ordre subtil, mal connus, que notre esprit atteint difficilement, et qui dominent d'autres faits, ceux-là matériels, constituant notre nature physique. Le problème est donc nettement posé : la distinction des phénomènes psychologiques et des phénomènes physiques, intimement unis dans l'individualité de l'homme, mais eeux-ci étant placés sous la dépendance de ceux-là. La recherche des premiers est la psychologie, pour Gall, comme pour les esprits modernes, et elle peut se ramener à l'étude des rapports de l'homme mental et de l'homme physique.

Pour expliquer ces rapports Gall admet l'existence d'un organe intermédiaire, touchant par sa nature physique à notre corps, et par son fonctionnement aux qualités supéricures et immatérielles. Cet organe, c'est le système nerveux, et c'est là la conception originale de Gall, subissant sans doute l'influence des Écossais, mais croyant en outre à un instrument pour l'exercice des facultés.

Comprend-il la vie mentale en philosophe uniquement ? Il est avant tout physiologiste et médecin, il est l'ennemi des spéculateurs, des métaphysiciens ; il a des idées différentes des psychologues théoriciens qui l'ont précédé. Il ne considère pas les facultés de l'âme comme des phénomènes mentaux, mais comme des dispositions à l'accomplissement de ceux-ci. Les facultés n'existent que comme des conceptions philosophiques qui n'ont aucun rapport avec le

corps ; elles expliquent une condition pour la réali-
sation d'un acte psychique, mais n'existent pas en
tant que phénomènes particuliers. L'entendement,
la volonté, le raisonnement, etc., nous donnent la possibilité d'accomplir certains actes comme un souvenir, un mouvement, un jugement, etc., mais sont
autre chose que ceux-ci. Aussi se refuse-t-il à étudier les facultés de l'âme, mais seulement leurs
manifestations, c'est-à-dire les instincts, les penchants, les passions, les actes intellectuels et moraux (1), et parmi ceux-ci, seulement ceux qui constituent l'individualité d'un l'homme ou d'un animal,
car il n'est d'utile à connaître pour le philosophe
que les phénomènes qui expliquent le caractère, les
aptitudes, la valeur morale et intellectuelle d'un individu. Et là-dessus il insiste, car il prévoit les protestations.

Vous ne nous persuaderez pourtant pas, me dira-t-on, que
les facultés reconnues par les philosophes comme les facultés de l'âme soient des chimères. Qui pourra contester que
l'entendement et la volonté, la sensation, l'attention, la
comparaison, le jugement, la mémoire, l'imagination, le
désir, la liberté, ne soient des opérations réelles de l'âme
ou, si vous le voulez, du cerveau ?

Oui, sans doute, ces facultés sont réelles, mais elles ne
sont que des abstractions, des généralités ; elles ne sont nullement applicables à l'étude détaillée d'une espèce ou d'un
individu. Tout homme, à moins qu'il ne soit imbécile, jouit
de toutes ces facultés. Cependant tous les hommes n'ont pas
le même caractère intellectuel ou moral. Il nous faut des
facultés dont la différente départition détermine les diverses

(1) *Sur les fonctions du cerveau*, t. I, p. 48, 49.

espèces d'animaux, et dont la différente proportion explique la différence des individus. Tous les corps ont de la pesanteur, tous ont de l'étendue, tous sont impénétrables ; mais tous les corps ne sont point de l'or, du cuivre, telle ou telle plante, tel ou tel animal. A quoi servirait à un naturaliste les notions abstraites et générales de pesanteur, d'étendue et d'impénétrabilité ? En se bornant à ces abstractions nous serions encore dans la plus profonde ignorance de toutes les branches de la physique et de l'histoire naturelle.

Voilà précisément ce qui est arrivé aux philosophes avec leurs généralités. Depuis le plus ancien jusqu'au plus moderne, ils n'ont pas fait un pas de plus les uns que les autres dans la connaissance exacte de la véritable nature de l'homme, de ses penchants et de ses talents, de la source et des motifs de ses déterminations. De là autant de philosophies que de soi-disant philosophes ; de là cette vacillation, cette incertitude dans nos institutions, surtout dans l'éducation et dans la législation criminelle.

Je ne m'occuperai donc pas des facultés de l'âme, telles que les philosophes les professent. Nous verrons, lorsqu'il sera temps d'exposer ma philosophie de l'homme, que ces facultés ne sont que des attributs communs à tous les penchants et à tous les talents (1).

Pour que sa doctrine sur les qualités morales et intellectuelles fût vraie, il fallait vérifier l'exactitude des hypothèses qu'il avait faites sur leur origine et sur leur nature. Il avait formulé quatre principes ; il supposait :

1° Que les qualités morales et les facultés intellectuelles sont innées ;

2° Que leur exercice ou leur manifestation dépendent de l'organisation :

(1) *Sur les fonctions du cerveau*, t. I, p 49-51.

3° Que le cerveau est l'organe de tous les penchants, de tous les sentiments et de toutes les facultés ;

4° Que le cerveau est composé d'autant d'organes particuliers qu'il y a de penchants, de sentiments, de facultés qui diffèrent essentiellement entre eux (1).

Les trois dernières propositions avaient été démontrées par les recherches anatomiques et physiologiques ; la première appartient à la psychologie et, comme elle est fondamentale, il s'y est attaché avec une telle insistance qu'il lui consacra une partie de l'*Anatomie et physiologie du système nerveux*, un volume dans les *Fonctions du cerveau*, et qu'il publia ses considérations dans un ouvrage spécial : *Des dispositions innées de l'âme et de l'esprit*.

Nos qualités morales et intellectuelles sont innées. Elles définissent les individus comme les propriétés des corps inertes, des végétaux ou des animaux.

Les corps inanimés sont doués de propriétés qui dépendent de l'arrangement de leurs éléments moléculaires ; ils sont soumis aux lois de la pesanteur, à leurs forces attractive et répulsive ; ils ont leurs formes, leurs affinités, leur antipathie pour d'autres substances. Et si l'on fait « abstration de ces propriétés, d'une matière quelconque, l'idée de son existence disparaît » (2).

Les végétaux se fécondent, ont un germe ; celui-ci se forme, se développe, acquiert son accroissement total, son irritabilité. Ce sont des propriétés inhérentes à leur nature.

(1) *Sur les fonctions du cerveau*, t. I, Avertissement, p. 6.
(2) *Sur les fonctions du cerveau*, t. I, p. 67.

Dans un ordre plus élevé, les animaux ont des instincts et des aptitudes qui sont innés chez eux, qui les caractérisent et adaptent chacun d'eux à une vie particulière ; la jeune araignée file sa toile ; le jeune perdreau court après les graines « en traînant encore. les débris de l'œuf » dont il vient de sortir. Chaque jeune animal cherche spontanément sa nourriture, met en œuvre ses moyens de défense. Ces procédés ne sont pas calculés ; la nature est venue au-devant de leurs besoins.

Dans tous les cas, point d'habitude préalable, point d'instruction, point d'expérience (1).

Nos sentiments sont de la même manière des dispositions naturelles, indépendantes de la volonté ; la meilleure preuve, c'est que beaucoup d'entre eux, comme l'amour maternel, la colère, la jalousie, la frayeur, etc., sont communs à l'homme et à l'animal. Dans les premiers temps de sa vie, l'enfant est semblable à un animal et vit d'après ses instincts naturels. Aussi lorsque l'homme commence à exercer ses facultés avec un sentiment de curiosité, il est porté à s'imaginer qu'il produit ces facultés par lui-même. Il possède les mêmes qualités que l'animal, « ennoblies » sans doute, mais ce sont les mêmes, transformées. L'instinct de la reproduction des animaux devient chez l'homme l'amour moral, l'amour de la femelle pour les petits devient la sollicitude maternelle de la femme, les instincts de construction et de sociabilité chez les espèces animales équivalent à

1) *Sur les fonctions du cerveau*, t. I, p. 69.

ceux qui poussent l'homme à construire des maisons et à s'assembler en agglomérations, etc. Quant aux qualités intellectuelles et morales qui donnent à l'homme le caractère propre de l'humanité, elles relèvent d'organes particuliers du cerveau, qui n'existent pas chez les animaux.

Ce sont les preuves positives, que nous apportons en naissant nos aptitudes et nos dispositions. On a eu l'idée d'en chercher l'origine dans les causes extérieures ; mais celles-ci sont incapables de leur donner naissance.

Les sensations ne provoquent pas en nous ces qualités ; les sens ne font que transmettre au cerveau des impressions que celui-ci interprète ; le goût, l'odorat, l'ouïe ne font pas le talent du dégustateur, du parfumeur ou du musicien ; tout au plus ces organes des sens pourraient-ils les perfectionner ; mais ils ne peuvent améliorer que ce qui existe déjà.

Les impressions, soit qu'elles viennent du monde extérieur par les sens, ou de l'intérieur par les organes généraux, doivent donc être considérées comme des conditions indispensables sans lesquelles aucune perception et aucune pensée ne peuvent avoir lieu. Mais aucune impression du dehors, et aucune irritation de l'intérieur ne peuvent devenir une sensation ou une idée sans le concours du cerveau (1).

On a invoqué l'éducation pour produire les aptitudes chez les individus, ceux-ci naissant dans un état indifférent ; l'homme, étant dès sa naissance entouré d'hommes, s'approprie leurs facultés et leur

(1) *Sur les fonctions du cerveau*, t. I, p. 115.

caractère. Mais cette doctrine de la « table rase » explique-t-elle l'origine des qualités des premiers hommes ? Et aujourd'hui, les hommes étant entourés de beaucoup d'animaux, comment ne prennent-ils pas les habitudes de ceux-ci ? Il est à peine besoin de raisonner pour montrer que l'homme, comme l'animal, apporte en naissant les dispositions que l'éducation modifiera. La meilleure preuve, c'est qu'elle les perfectionne, les détériore, les dirige.

Le climat, l'alimentation n'ont pas davantage le pouvoir d'engendrer des dispositions. Incontestablement ces éléments influent sur notre nature, il est des septentrionaux et des méridionaux, types dont les mœurs, les caractères sont différents ; mais ce sont là des modifications d'états déjà inhérents à notre organisation ; en changeant de climat ou de nourriture, nous pouvons nous créer de nouvelles habitudes et de nouvelles qualités jusqu'à un certain point.

Nos qualités intellectuelles et morales sont donc bien innées ; quelques conditions extérieures peuvent agir sur elles, mais seulement pour les modifier.

Quant à leur nombre, Gall comprenant la psychologie comme l'étude des manifestations des facultés, il devait être très grand. Si l'on en admet seulement quelques-unes, on ne pourra expliquer la diversité des caractères, les divers degrés de la valeur intellectuelle et morale. Gall s'élève contre les doctrines qui ramènent tous les phénomènes psychiques à un petit nombre. Les trois âmes d'Aristote, les deux âmes de Bacon, les quatre facultés de Descartes, les deux de Hobbes et de Locke, les conceptions de Condillac en admettant six, de de Tracy, de Laromiguière, ne le satisfont pas ; pas davantage le système de Kant qui conçoit vingt-cinq principes *a priori.*

Il en admet un grand nombre et en donne des preuves (1). Les unes sont anatomiques : l'anatomie comparée montre les facultés de l'animal d'autant plus multipliées que son cerveau est plus composé ; — l'analogie qui existe entre l'organisation du cerveau et celle des autres systèmes nerveux prouve que le cerveau est formé de plusieurs organes ; — les différences les plus marquées de la structure de l'encéphale chez les différents animaux correspondent à des différences marquées dans ces fonctions. Les autres sont physiologiques : dans tous les êtres organisés des phénomènes différents supposent des appareils différents ; — une espèce animale est douée de facultés et de qualités dont une autre est privée ; — les qualités et les facultés qui se trouvent chez tous les individus de la même espèce, existent chez ces divers individus à des degrés très différents ; — la même remarque s'applique pour les différences qui se présentent chez un même individu ; — les fonctions différentes du cerveau ne se manifestent simultanément ni chez les animaux, ni chez l'homme ; — la fatigue intellectuelle n'est jamais que partielle, de façon qu'on peut se reposer, tout en continuant à s'occuper, pourvu qu'on change d'objet. Enfin il existe des preuves pathologiques : l'origine de certaines mala-

(1) *Les Fonctions du cerveau*, t. II. p. 364-502.

dies mentales et leur mode de guérison prouvent la
pluralité des organes de l'âme; — des qualités morales
ou des facultés intellectuelles peuvent par une maladie être troublées, émoussées ou exaltées, tandis que
d'autres fonctions de l'âme sont dans un état tout
différent.

A l'appui de son opinion, Gall présente au lecteur
la famille, dont les membres ont des caractères si
différents, l'école, où chaque élève a ses aptitudes
et ses mérites ; il invoque le témoignage de l'histoire :
les biographies d'hommes célèbres signalent pour
chacun d'eux des talents particuliers.

Néron était l'homme le plus cruel et adonné à la volupté
la plus effrénée ; Duguesclin fut le plus mauvais garçon...
Pascal, sur la simple définition de la géométrie, vient à bout
de deviner jusqu'à la trente-deuxième proposition d'Eu-
clide... Duménil et Clairon, ces deux actrices célèbres, seront
encore longtemps le modèle sur lequel leurs jeunes émules
devront se régler... (1).

et il conclut :

Ainsi l'histoire nous transmet la vie d'antiquaires, d'ar-
chitectes, d'astronomes, de dramatistes, de géographes,
d'historiens, de mathématiciens, de musiciens, de peintres, de
dessinateurs, de philologues, de philosophes, de moralistes,
de poètes, d'orateurs, de sculpteurs, de voyageurs, de méca-
niciens, etc.

Mais nulle part on ne trouve qu'un homme ou une femme
se soit rendu célèbre par l'entendement et la volonté, par
l'attention, la comparaison, le désir, la liberté, etc. (2).

Gall admettait vingt-sept qualités morales ou

(1) *Sur les fonctions du cerveau*, t. I, p. 46.
(2) *Sur les fonctions du cerveau*, t. I, p. 47.

facultés intellectuelles : Instinct de la génération ;
Amour de la progéniture ; Attachement ; Instinct de
défense ; Instinct carnassier ; Ruse, finesse ; Instinct
de la propriété ; Orgueil, amour d'autorité ; Amour de
gloire ; Prévoyance ; Mémoire des choses ; Sens des
rapports de l'espace ; Mémoire des personnes ; Mémoire des mots ; Sens du langage ; Sens des rapports
des couleurs ; Sens des rapports des sons ; Sens des
rapports des nombres ; Sens mécanique ; Sagacité
comparative ; Profondeur d'esprit ; Esprit d'induction ; Talent poétique ; Bonté, douceur ; Mimique ;
Dieu et la religion ; Constance, opiniâtreté.

En réalité, comme les autres philosophes, il voyait
dans la nature humaine les mêmes caractères ; mais
il poussait plus loin l'analyse au lieu d'admettre les
phénomènes de sensibilité, d'entendement et d'activité des Écossais.

A côté de cette doctrine sur la nature des phénomènes psychologiques et leurs rapports avec l'organisation, Gall a analysé chaque qualité ou faculté
qu'il admet. Pour chacune il fait l'historique des faits
qui l'ont amené à sa découverte et il en décrit tous les
caractères avec un développement digne d'un observateur subtil.

En outre, il a groupé plusieurs de ces facultés et
étudié un principe plus général à la façon des psychologues modernes, par exemple la mémoire, l'aperception,
tion, etc. Il connaît la nature et le rôle de la conscience comme sens interne qui permet l'observation
des phénomènes mentaux ; et il a distingué la perception extérieure, celle qui utilise les sens, de la per-

ception interne au service de laquelle s'exerce la conscience.

Gall n'a pas seulement observé les phénomènes de la vie mentale, il a appliqué ses vues générales à la morale, à l'éducation, à la législation. Il est curieux de le suivre dans ses développements pratiques qu'il destine à l'amélioration de la société ; mais il faut surtout remarquer le rôle qu'il donne au médecin, et qui n'est guère différent de l'idée qu'on s'en faits aujourd'hui.

Ceux qui exercent la médecine ont-ils le droit de faire valoir leurs expériences pour le perfectionnement de la législation, du code pénal, des maisons de correction, des prisons, etc.?

On conviendra avec nous que tous les établissements et toutes les lois qui n'ont pas pour base la nature de l'homme et les besoins de la société doivent manquer leur but. Or, à qui la nature humaine se dévoile-t-elle avec le moins de contrariété? Qui connaît mieux les besoins de l'homme? Qui a plus d'occasions que le médecin de voir les hommes dans leur état d'abandon absolu? Qui encore y est mieux préparé par des connaissances accessoires et par l'étude de la nature? Qui peut, comme lui, tracer la ligne de démarcation extrêmement délicate qui distingue l'immoralité et le crime de l'imbécillité et de la folie? N'est-ce pas aux médecins qu'on est redevable d'une infinité d'excellents établissements de police, de bonnes lois, depuis que quelques grands hommes ont donné des traités plus complets de la police et de la statistique médicale et de la médecine légale? (1).

(1) *Anatomie et physiologie du système nerveux*, t. I, préface, p. 55-58.

CHAPITRE III

Examen critique de l'œuvre de Gall.

LE MOUVEMENT PROVOQUÉ. — LA PHRÉNOLOGIE. — LA PHYSIOLOGIE DU CERVEAU. — LA PSYCHOLOGIE : PLURA-LITÉ DES FACULTÉS ET DES ORGANES.

On ne pourrait peut-être comparer le mouvement suscité par Gall qu'à l'agitation qui suivit la découverte de Galilée. Les partisans de l'ordre établi étaient aussi nombreux, aussi attachés aux traditions : ils crièrent à l'hérésie, au matérialisme, à l'immoralité. Gall avait ses admirateurs et ses disciples, mais ceux-ci étaient les moins nombreux : ils devaient succomber sous les coups d'adversaires déclarés, qui trouvaient partout des moyens pour faire respecter la moralité, et qui furent servis par des circonstances favorables à leurs idées. Ces ennemis en effet triomphèrent au point que Gall est resté oublié ; mais malgré eux une évolution s'est faite à la suite de l'effort qu'ils voulaient combattre, et aujourd'hui, si l'on sait mal qui l'a provoqué, on n'en subit pas moins les heureux résultats.

Connaissant dans ses généralités l'œuvre de Gall,
nous allons dans ce chapitre montrer quelles en ont
été les interprétations, les conséquences et en tirer
la conclusion qui nous paraît la plus rationnelle.

Une considération domine l'histoire de cette œuvre,
c'est que rarement doctrine vit une telle extension,
on peut dire une telle popularité. Philosophes, physiologistes, médecins ont discouru ; les romanciers
(Victor Hugo, Alfred de Vigny et encore ceux de
l'école présente) ont mêlé le nom de Gall à leurs
récits ; et enfin aujourd'hui il n'est pas de classe
de la société où l'on ne parle des bosses des mathématiques, de la musique, de la poésie, du travail ou
de la paresse pour indiquer la disposition prédomi-
nante d'un enfant.

Gall a eu de zélés partisans ; il suffirait de rappeler
ceux que nous avons précédemment nommés. Mais
l'avaient-ils bien compris et professèrent-ils les
idées de leur maître ? La réponse nous paraît négative
et c'est déjà une explication de la victoire des adversaires.

Spurzheim fut le premier élève, le plus exclusivement attaché aux doctrines psychologiques et aussi
le plus connu. Mais nous avons déjà parlé des discussions survenues entre Gall et lui, et ayant entraîné
la séparation des deux savants. Déjà à Paris il avait
déformé l'idée première de la physiologie du cerveau
et il ne faut pas oublier que Spurzheim quitta la
France pour s'être trop attaché à la phrénologie.
Au maître il avait emprunté la cranioscopie, mais en
lui laissant ses théories sur l'unité de la vie morale,

sur l'innéité des facultés, sur l'organologie : il devait
continuer seulement la recherche craniologique des
phénomènes mentaux, cette partie presque reniée
par Gall.

Spurzheim fonda pour ainsi dire une science spéciale et il lui donna lui-même le nom de phrénologie.
Elle eut aussitôt une vogue considérable en Angleterre. Des instituts phrénologiques se constituèrent
à Londres, Édimbourg, se propageant bientôt jusqu'à
Washington et Boston. Des journaux furent créés,
portèrent très loin les nombreux procédés, et l'on
s'explique ainsi l'existence actuelle des instituts
phrénologiques, vivants et bien organisés, comme
ceux de Berlin et de New-York, où il existe un
enseignement régulier, fait par des hommes de
grande valeur.

Une société de phrénologie fut créée aussi à Paris
après la mort de Gall, avec un journal. Les amis des
anciens cours de l'Athénée se réunissaient là, sous la
haute direction de Victor Broussais ; on y retrouvait
Fossati, Sarlandières, Rebouam, Casimir Broussais et
quantité d'autres ; leur but commun était de continuer
les idées de leur maître et surtout de les défendre contre
des adversaires qui depuis le début du siècle les avaient
déjà bien ébranlées. Faisons à Broussais une place
spéciale pour ses conceptions naturalistes dans le domaine de la pathologie. Grand parleur, esprit très
enthousiaste, il se donnait beaucoup de peine pour
faire prospérer sa cause, mais il avait versé uniforme-
ment dans la phrénologie. Comme pour ses amis,
c'était son unique préoccupation, aussi comprend-on

l'insuccès définitif de la doctrine et la chute de la Société de phrénologie, dont se réjouirent Lélut et Flourens. Ceux-ci portèrent les derniers coups à une doctrine que personne n'osait plus soutenir et vers le milieu du siècle la phrénologie et partant l'œuvre de Gall étaient tombées dans l'oubli.

Cette opposition faite à Gall avait pris naissance aussitôt que la doctrine s'était répandue. De Vienne elle avait gagné l'Allemagne, puis la France où elle était connue dès 1800. On en parlait alors d'après des comptes rendus et l'opinion était alimentée surtout par la théorie des bosses qui avait frappé les esprits. L'accueil qu'elle reçut était à prévoir et devait tourner au préjudice de Gall. La témérité de chercher à expliquer des phénomènes aussi insaisissables que ceux de la pensée ou du sentiment par l'examen d'une substance organisée souleva aussitôt les plus énergiques protestations. Dès 1808 Maine de Biran, jugeant pour la première fois l'organologie avec sincérité et avec intérêt, disait que la mode en était passée et il en parlait dans le but purement spéculatif d'entretenir une société savante sur un fait déjà ancien. Gall employa toute son énergie à réagir dès son arrivée à Paris par ses cours, ses démonstrations poussées jusque devant l'Institut de France, et enfin par ses deux grands ouvrages. Il eut du succès, ses auditeurs furent nombreux, ses lecteurs peut-être moins ; mais ses adversaires devinrent aussi plus acharnés, leur nombre augmenta ; à sa mort, son prestige était déjà bien atteint.

Pourquoi des idées aussi nouvelles, aussi vraies,

aussi importantes ne furent-elles pas adoptées par tous ? Le fait n'est pas inexplicable. Nous avons vu qu'elles heurtaient les principes établis et on trouvera dans l'histoire bien d'autres exemples de découvertes combattues pour être trop hardies. En outre la craniologie fut publiée la première : les expositions que les élèves de Gall avaient données après les cours faits à Vienne et pendant le voyage en Allemagne donnaient une idée très infidèle de l'esprit du maître. Ces extraits se rapportaient à l'organologie et à la cranioscopie, oubliaient la physiologie et la psychologie, et ainsi l'opinion qu'on pouvait avoir de Gall était déjà établie quand il écrivit lui-même.

A cette première circonstance il ajouta la maladresse de porter sa doctrine devant le grand public et non devant les corps savants. Ses cours furent suivis par des auditeurs nombreux, mais songeant plus à se divertir au jeu des bosses qu'à engager des controverses scientifiques.

Enfin, et ce n'est pas là la moindre cause de son insuccès, il eut beaucoup à souffrir de sa réputation de matérialiste et des attaques des psychologues d'abord qui ne poussaient pas l'étude du moi jusqu'à l'existence d'organes, comme Maine de Biran, des spiritualistes ensuite qui, à la façon de Flourens, craignaient pour la morale, des esprits légers enfin qui, à l'exemple de Lélut, cherchaient à le couvrir de ridicule.

Pour toutes ces raisons il ne resta de Gall que la phrénologie combattue par tout le monde, on ne savait pas autre chose de l'œuvre. Un philosophe seul,

dans un intérêt simplement spéculatif, et sans la
moindre idée de lutte, devait apprécier la philosophie
et la portée du monument qu'avait laissé Gall ;
A. Comte fit de lui le chef de la dernière semaine du
Calendrier positiviste, c'est assez dire son admiration.
Le père du positivisme a trouvé là les sources de sa
doctrine ; dans son *Système de politique positive* il
lui consacre une longue étude pour montrer l'origine
de ses propres conceptions et le mouvement général
imprimé par Gall aux recherches scientifiques dans
la voie de l'expérience et de l'observation naturelle.

Dès la naissance de la vraie biologie, Gall tenta d'en
étendre aussitôt le domaine normal jusqu'aux études les
plus nobles et les moins accessibles, en brisant avec énergie
le dernier lien qui subordonnait la philosophie naturelle au
régime théologico-métaphysique (1).

Quelques tentatives ont été faites depuis lors pour
revenir à Gall. Dubuisson a montré dans une courte
analyse l'intérêt de cette étude et les mérites trop
oubliés (2) ; mais ce ne sont que des faits isolés. Il faut
pourtant signaler un mouvement qui se fait actuellement sentir de divers côtés. L'institut phrénologique
de New-York a d'éminents représentants qui sans
doute s'occupent du relief cranien, mais qui vont
aussi au fond du problème psychologique et posent
encore la question de l'organologie. On est obligé de
s'intéresser à des considérations profondément réfléchies, faites par des esprits mûrs et servis par une

(1) A. COMTE : *Système de politique positive*, t. I, p. 670.
(2) DUBUISSON : La théorie cérébrale, in *Tribune médicale*, n°⁵ 462 et
suiv.

longue expérience. Hoffmann s'exprime de la façon suivante :

L'auteur a pendant dix ans fait de nombreuses observations dans toutes les classes de la société et il peut dire que pendant ce temps il n'a pas trouvé un seul cas tendant à infirmer les assertions du docteur Gall, mais que chaque pas au contraire a été une preuve nouvelle (1).

Sizer tient le même langage et s'appuie sur une expérience de plus de trente ans (2).

A Londres, à Berlin, à Vienne, il existe des établissements de phrénologie ; la France seule reste indifférente, mais là aussi se manifeste une légère tendance à revenir sur Gall (3).

Que faut-il donc penser de l'œuvre de Gall ? Comment a-t-il été compris ? A-t-on vu tout l'intérêt qu'il présente, et lui a-t-on assez rendu justice ? Ces questions sont le but de notre travail. Nous avons analysé l'œuvre, nous allons essayer de l'interpréter.

Gall a eu ses erreurs ; mais, comme pour ces philosophes de l'ancienne Grèce qu'on a surtout connus par les critiques des Sophistes, l'histoire s'est emparée des défaillances : la cranioscopie et la physiologie semblent le résumer. Gall nous paraît mériter mieux que l'oubli de la plupart et l'indifférence du petit nombre de ceux qui le connaissent un peu. Il ne s'agit d'ailleurs pas d'une révélation, mais de l'opi-

(1) HOFFMANN : *The science of the mind applied to teaching*. New-York, 1894.

(2) SIZER : *How to teach according to temperament and mental development*. New-York, 1888.

(3) Voir à ce sujet, RIBÉRY in *Revue philosophique*, février 1903 ; — VASCHIDE : *Compte rendu du Congrès de psychologie de Rome*, 1905.

nion qu'inspire la lecture d'ouvrages dont l'étendue et le vieil âge ont peut-être effrayé les esprits curieux.

Ce jugement de l'histoire a ses raisons : l'œuvre de Gall se présente sous un double aspect. D'un côté, la crâniologie a, non à tort, déchaîné les protestations et a été l'argument du ridicule ; de l'autre, un ensemble de découvertes, des notions audacieusement nouvelles à leur époque dénotent un esprit éclairé, scientifique, philosophique, qui a mis sur la voie des connaissances ultérieures. Le savant a été éclipsé par le craniologue.

Quelques-uns ont eu de Gall une opinion qui nous paraît exacte. Ce sont des contemporains de celui-ci, ils ont assisté à ses leçons, pris part à ses discussions, ils peuvent mieux apprécier. Ils sont généralement oubliés ; mais il suffira de rapporter le jugement équitable de Hufeland.

J'admets, dit-il, la doctrine de Gall lorsqu'elle donne le cerveau pour organe à l'activité psychique et qu'elle distingue dans cet organe différentes organisations, spécialement destinées aux diverses fonctions. Mais je nie que ces divers organes se manifestent toujours par des protubérances de la surface du cerveau, et surtout que ces protubérances du crâne dérivent uniquement de cette cause, de façon qu'on puisse en tirer une conclusion certaine sur la nature et les dispositions internes de l'intelligence. Il suit que cette doctrine, vraie en théorie, ne l'est encore nullement dans les faits constatés. En d'autres termes, l'organologie est vraie d'une manière générale, l'organoscopie est inexacte (1).

(1) C.-W. Hufeland : *Bemerkungen über Gall's Gehirnorganenlehre*, Heidelberg, 1806, p. 14 ; trad. J. Soury : *Le Système nerveux central*, p. 499).

Expliquons cette idée en y apportant quelques restrictions et quelques compléments inspirés par la lecture d'ouvrages plus complets, dont Hufeland ne pouvait avoir connaissance en 1806.

Il n'est pas besoin d'insister pour démontrer l'erreur de la craniologie ; on peut laisser ce soin aux adversaires de Gall, à Cuvier, à Lélut, à Flourens, qui n'ont pas eu d'autre souci, en faisant remarquer toutefois leur animosité et leur partialité exagérée et leurs arguments souvent peu scientifiques.

Flourens par exemple se fait un « devoir » de combattre Gall au nom de la morale et du public bien pensant ; il considère son livre comme une « bonne action » (1) et s'y préoccupe surtout de manifester son admiration pour Descartes « enfermé dans son poêle » et sa haine contre les Écossais.

Mais on a des raisons plus scientifiques de ne pas admettre la cranioscopie. Il est en effet impossible de croire à l'influence du cerveau, mou et dépressible, sur le crâne, substance dure et résistante. Aucun fait d'ailleurs n'avait autorisé Gall à affirmer l'exactitude de la craniologie ; ses preuves relèvent de l'imagination et on est surpris de voir lancé dans une pareille aventure un esprit aussi partisan de l'étude des « faits » en eux-mêmes.

Peut-être s'est-il laissé entraîner par des tentatives précédentes dont il a eu connaissance. Lui-même les cite.

Mundini de Luzzi. qui écrivait au XIV° siècle, admettait

(1) FLOURENS : *Examen de la phrénologie*, 1845, 2ᵉ édition, p. 9.

dans le cerveau des cellules dont chacune est le siège d'une faculté intellectuelle particulière...

Dans un ouvrage de Pétrus Montaguana, publié en 1491, se trouve une gravure où sont représentés *sensus communis, cellula imaginativa. cellula æstimativa seu cogitativa. cellula memorativa et cellula rationalis.* Ludovic Dolci a fourni aussi une planche semblable ; il place contre le front le sens commun ; immédiatement derrière, il loge l'imagination ; il place dans le cervelet l'entendement et dans sa partie la plus basse la mémoire (1).

On peut se demander si Gall n'a pas encore eu connaissance d'un ouvrage de 1503, *Exposé encyclopédique de la philosophie rationnelle et morale*, dont un chapitre renferme un système de cranioscopie aussi complet que celui de Gall, accompagné d'une gravure sur bois où est représenté un crâne divisé en compartiments avec l'inscription des facultés correspondantes (2).

Quoi qu'il en soit, le procédé est inexact et futile pour découvrir les facultés mentales. Gall lui-même lui accorde peu d'importance.

L'objet de mes recherches est le cerveau ; le crâne ne l'est que comme une empreinte fidèle de la surface extérieure du cerveau. et n'est par conséquent qu'une partie de l'objet principal (3).

Gall est avant tout physiologiste et psychologue ; nous nous occuperons de la physiologie du cerveau

(1) *Anatomie et physiologie du système nerveux*, t. II, p. 359.

(2) F. Gregorio Reisch : *Margarita philosophica*, Fribourg, 1503, Strasbourg, 1504 ; – *Bulletin de la Société d'anthropologie de Paris*, 1861 t. II, p. 233.

(3) Lettre au baron de Retzer, in *Journal de la Société de phrénologie de Paris*, avril 1835, p. 131.

et de l'organologie, qui résument sa doctrine et son œuvre.

Nous avons vu les progrès qu'il fit faire à l'anatomie du cerveau ; nous rappellerons son principal mérite : la distinction de la substance blanche et de la substance grise dont se compose tout le système nerveux, et par là une notion exacte, presque histologique, de la structure de la moelle et de l'encéphale. Il a en outre trouvé un procédé nouveau pour l'étude du cerveau, et les auteurs sont unanimes à reconnaître son talent de praticien donnant à ses démonstrations une grande clarté que les commissaires de l'Institut ont été presque les seuls à ne pas louer.

En cela surtout Gall a été très personnel. Ses découvertes ne sont pas des intuitions dues au hasard ; elles sont le fait du raisonnement et de l'induction. Il connaissait les travaux des Alexandrins et vantait les procédés de Hérophile, Érasistrate et Eudémus de n'admettre que les faits expérimentaux. Il savait par Galien les notions acquises par les anciens. Il possédait surtout les travaux des récents anatomistes qui, depuis Varole, avaient apporté des descriptions minutieuses de la morphologie extérieure du cerveau. Il savait pourquoi tout cela n'avait pas fait progresser davantage cette partie de la médecine : erreurs et procédés défectueux. Aussi sa vaste érudition lui permit-elle d'éviter les mêmes défauts et d'avoir conscience, dans la multitude des résultats acquis, de ce qui devait lui être le plus favorable ou le plus inutile. Sa sagacité, son esprit profondément judicieux devaient lui être d'un grand secours pour faire œuvre de créateur.

Dans le domaine de la physiologie du système nerveux, Gall avait tout à faire. Le fonctionnement de nos organes avait été étudié et souvent expliqué ; Harvey, Haller, Bonnet, Cabanis, Bichat témoignent de résultats incontestables ; mais les fonctions du système nerveux n'étaient pas sorties du domaine des hypothèses. Depuis longtemps on savait l'importance du cerveau dans les phénomènes intellectuels et moraux. Cabanis et Bichat avaient précisé le rapport de la vie mentale avec l'organisation cérébrale ; mais nos passions étaient considérés comme des phénomènes de la vie organique, se manifestant dans les viscères thoraciques ou abdominaux et relevant de leur physiologie.

C'est toujours sur la vie organique et non sur la vie animale que les passions portent leur influence : aussi tout ce qui sert à les joindre se rapporte-t-il à la première et non à la seconde. Le geste, expression muette du sentiment et de l'entendement, en est une preuve remarquable ; si nous indiquons quelques phénomènes relatifs à la mémoire, à l'imagination, à la perception, au jugement, etc., la main se porte involontairement sur la tête. voulons-nous exprimer l'amour. la joie, la tristesse, la haine, c'est sur la région du cœur. de l'estomac, des intestins qu'elle se dirige (1).

La joie, le délire, l'imbécillité n'étaient pas considérées par Cabanis comme des troubles des fonctions mentales, mais comme des affections spéciales et mal définies de l'abdomen.

(1) Bichat : *Recherches physiologiques sur la vie et la mort*, article VI, § II.

Ces conceptions ne satisfaisaient pas Gall, et il sentit la nécessité de fonder une physiologie du cerveau. Avec lui les passions, les penchants, les instincts sont de même nature que l'intelligence, tous ces phénomènes sont des manifestations de même ordre, relèvent des mêmes causes, appartiennent également à la vie mentale.

Il serait injuste de ne pas reconnaître là l'origine du mouvement scientifique suivant. La plupart des physiologistes et des aliénistes venus ensuite se sont appuyés sur ce principe général. Certes, ils en ont tiré des applications pleines de résultats ; les contemporains de Gall, Rolando, Flourens, Serres, Legallois, Lallemand, Broussais, après eux Magendie, Andral, Lélut, Longet, Vulpian, Bouillaud, et, dans le domaine de la pathologie mentale, la brillante école de la Salpétrière avec Georget, Trélat, ont enrichi la physiologie ou élaboré la nosologie des maladies nerveuses. Mais tout cet effort est né du jour où a été établi le principe fondamental cérébral, à savoir, que le système nerveux tient sous sa dépendance tout le reste de l'organisme, c'est un composé d'organes ayant chacun ses fonctions, et c'est le substratum où ont lieu les phénomènes mentaux qui ont ainsi un retentissement sur chaque partie du corps. Parmi ces savants, un bien petit nombre a rendu hommage à Gall.

Pinel avait été un aliéniste de premier ordre ; à la Salpétrière et à Bicètre il avait donné des descriptions magistrales des symptômes de la démence et de la plupart des maladies mentales, et Esquirol, son élève, marchait déjà dans les mèmes principes ; mais ils donnaient au corps une large part dans ces manifestations et plaçaient leur siège dans le péritoine et le bas-ventre.

Croirait-on, disait Flourens, que Pinel et Esquirol, ces deux hommes qui ont si profondément étudié la folie, n'ont jamais osé chercher dans le cerveau la cause immédiate de la manie, de la démence, de l'imbécillité? (1).

La doctrine de Gall imprime à l'étude des maladies mentales une direction nouvelle, si bien qu'Esquirol, en s'en inspirant, se fait une conception différente de celle de son maître et édifie une pathologie encore en honneur aujourd'hui, celle dont l'École de la Salpétrière s'est fait un titre de gloire. Gall a assisté à cette transformation et vu là une confirmation éclatante de ses théories et l'accomplissement partiel de son désir.

Je me réjouis d'avoir été le premier qui ait attaqué ces erreurs de nos plus respectables autorités et d'avoir opéré la plus heureuse révolution, non seulement pour l'étude de la nature des maladies mentales, mais aussi pour leur traitetement.

Son influence est incontestable par l'élan qu'il a provoqué dans l'étude de la physiologie et de la pathologie mentale ; mais on peut dire en outre que le plus souvent ses idées ont été admises par les savants ; ceux-ci les ont continuées, légèrement remaniées peut-être, mais aussi confirmées par leurs résultats. L'organologie tant critiquée du vivant de Gall a été souvent reprise, et n'a-t-elle pas été féconde en recherches ?

(1) FLOURENS : *De la phrénologie*, p. 160.

Nous touchons par ce point au système psychologique de Gall et nous allons tout voir à la fois : sa conception de la nature humaine, des rapports du moral avec l'organisation physique, et sa théorie des organes de la vie mentale.

Ici, il est difficile d'apprécier avec impartialité : nous sommes dans le domaine des hypothèses ; depuis l'antiquité les écoles se sont succédé, métaphysiciens, psychologues empiriques à la façon des Écossais, de Jouffroy, de Maine de Biran, psycho-naturalistes comme l'École anglaise, psycho-physiciens comme les Allemands, psycho-physiologistes avec Ribot. Chacune a sa raison d'être et chacun jugera suivant ses convictions. Cependant tous doivent reconnaître que Gall occupe une place incontestable, a un système bien personnel, et a participé pour une grande part à l'évolution du problème psychologique.

Le moi le préoccupe plus que les études médicales, car il lui paraît impossible de bien connaître l'homme si l'on ignore la nature de son esprit et les phénomènes psychiques qui exercent sur le corps une si grande influence. Mais il ne procède pas à la façon des médecins qui ont eu le même sujet avant lui : Willis, Vieussens, Boerhaave. La Peyronie avaient poussé trop loin le souci de l'anatomie encore ignorée pour atteindre jusqu'à la nature de l'âme. Haller, Prochaska, Cabanis, Bichat avaient été plus physiologistes que psychologues. Tous ont été des savants, mais ils s'étaient montrés philosophes à la façon purement spéculative de Descartes, sans voir de relation entre l'homme physique et l'homme moral. Gall. médecin comme eux, est bien placé pour ces recherches, mais il sait mieux en tirer parti que ses prédécesseurs ; il admet comme un principe absolu l'union intime de l'esprit et du corps.

Son système n'a rien de commun avec l'idéalisme cartésien, auquel il reproche de trop exclure les phénomènes en eux-mêmes. Il est loin aussi de la philosophie de Locke, mais plus proche que de celle de Descartes. Il critique Condillac et Helvétius, qu'il juge trop empiriques, pas assez observateurs, mais sur des questions de détail, tandis qu'il est d'accord avec eux sur le principe psychologique. Les théories de Reid et des Écossais lui paraissent justes dans leur généralité ; comme eux il n'admet que l'examen direct des faits ; mais ceux-ci encore ont trop recours à la métaphysique. Gall apporte à son époque des idées toutes nouvelles, au moins dans leur précision.

Il serait exagéré de dire que ses conceptions sont entièrement personnelles ; Gall a été un grand érudit et l'histoire a été son principal maître. Mais voyant les choses de très haut, avec un esprit très vaste, il a embrassé tous les systèmes philosophiques et tiré de l'ensemble une formule personnelle. originale, sans procéder de l'éclectisme de V. Cousin.

On trouve en lui des influences manifestes. Il faisait grand cas de Diderot et il est à croire qu'il s'en est inspiré ; il y a dans celui-ci l'idée de la physiologie cérébrale telle que Gall la comprend :

Je ne doute point que chaque passion n'ait une espèce de

pouls qui lui soit propre, ainsi que chaque organe ou maladie (1).

Il s'est élevé contre la doctrine physiognomonique de Lavater, et a affirmé qu'il n'existe « aucun rapport entre la physiognomonie et la physiologie cérébrale (2) »; mais il procède de la même idée, des rapports du physique et du moral.

Peut-on dire qu'il subit l'influence de Cabanis? Les *Rapports du physique et du moral de l'Homme* sont de 1802, la *Lettre au baron de Retzer* où il manifeste nettement son intention date de 1798. Il est vrai que l'*Anatomie et physiologie du système nerveux* a été publiée à partir de 1810; Gall connaissait alors Cabanis et il en parle avec enthousiasme dans ses ouvrages, citant souvent l'opinion de celui-ci pour confirmer ses propres assertions. Il invoque plus souvent encore son témoignage dans les *Fonctions du cerveau*. Il nous semble impossible d'admettre ou de rejeter une part de Cabanis dans l'œuvre de Gall ; mais il est certain qu'ils procèdent du même principe. Pour tous les deux les phénomènes mentaux dépendent de l'organisme : si Gall reproche à Cabanis sa localisation abdominale de certaines facultés, il lui rend hommage sur l'idée de l'organisation des fonctions mentales et sur la pluralité des organes de l'âme (3).

Quelles que soient les influences qui se sont fait sentir sur lui, Gall a l'incontestable mérite d'avoir

(1) DIDEROT : *Éléments de physiologie*, t. X, p. 314. — Voir PAITRE : *Diderot biologiste*, p. 69, 70.
(2) *Anatomie et physiologie du système nerveux*, t. III, préface, p. 11.
(3) *Sur les fonctions du cerveau*, t. II, p. 357.

attiré l'attention sur la nécessité d'étudier l'homme directement dans ses manifestation pour connaître sa vraie nature mentale. Hors de là tout n'est qu'hypothèse et spéculation métaphysique. Tel est le principe de sa psychologie.

Quant à l'étude des phénomènes mentaux, ses procédés sont remarquables et dignes d'un profond philosophe. Allait-il utiliser les recherches physiologiques, la méthode expérimentale, déjà très en honneur ? Il est très affirmatif.

Jamais je n'accorderai aux physiologistes que les lésions et les mutilations du cerveau opérées à dessein, ou accidentelles, soient un moyen, le seul moyen de nous faire connaître les fonctions de ses parties intégrantes (1).

L'observation naturelle est la seule bonne pour permettre d'étudier les facultés dans leurs manifestations exactes. Pour cela il ne suffit pas d'examiner l'homme ; les sentiments, les penchants sont très compliqués chez lui. Il faut les suivre dans leur état de plus grande simplicité, chez les animaux, dans toute la série de leurs transformations. L'anatomie et la physiologie comparées sont les grandes sources de renseignements ; c'est le même procédé que Cabanis, presque inconnu ou ignoré avant eux, ou à peine esquissé par Linné et Buffon.

L'histoire aussi sert à connaître les sentiments et l'intellectualité, en un mot le psychisme de l'homme. On y voit d'abord que les fonctions mentales ont été les mêmes de tout temps dans leur principe élémen-

(1) *Sur les fonctions du cerveau*, t. III, p. 155, 200, 205, 206 et t. VI, p. 178 et suivantes.

taire : on aimait jadis comme aujourd'hui, les individus avaient les mêmes passions, les mêmes instincts,
les mêmes penchants. On peut surtout par l'histoire
établir une classification des manifestations de la vie
animale. Elle est rempli de types différents, accusant
chacun quelque prédominance marquée dans leur
caractère ; penseurs, hommes d'action, philan-
thropes, ce sont les grandes catégories suivant lesquelles on peut les ranger, d'après les trois grandes
modalités psychiques : mais chacun a ses qualités
propres.

N'est-elle pas tout à fait remarquable cette conception du problème psychologique ? Depuis que les
philosophes ont défini le but et les limites de la psychologie, les doctrines et les procédés ont varié. Spiritualistes, naturalistes, physiciens, physiologistes,
éclectiques, se sont succédé pour atteindre la forme
idéale ; aucune école, semble-il, n'a pu trouver la solution satisfaisante, notre nature parait toujours énig-
matique. Mais dans cette variété ne s'est-on pas trop
éloigné de l'objet même de l'étude ? On expérimente,
on analyse, on fait des hypothèses : les biologistes,
les chimistes cherchent directement le principe de
l'âme dans les faits d'expérience dont ils créent les
conditions, et, parce qu'on n'arrive pas à un résultat
de cette façon, on en vient à nier toute autre méthode,
toute autre supposition.

Pourquoi ne pas s'en rapporter à la conception et
au procédé de Gall ? Il juge nécessaire d'observer
directement les faits, tels qu'ils se présentent, nor-
maux et pathologiques : cela lui permet d'établir une

classification des phénomènes, de croire à la pluralité
des organes et de placer ceux-ci dans le cerveau. Les
savants n'ont encore pas réussi à localiser toutes nos
qualités dans l'encéphale ; les anatomistes et les physiologistes n'ont pas trouvé dans leurs dissections et
leurs expériences les organes attendus. Mais cet
insuccès est-il une raison pour nier la pluralité des
organes ? L'expérimentation n'a pas été plus heureuse que l'observation ; il n'est donc pas rationnel
d'abandonner complètement celle-ci.

L'organologie de Gall n'est peut-être pas exacte en
ce que sa classification des qualités en envisage un
trop grand nombre et en omet certaines. Il en
admet vingt-sept. Mais Spurzheim en considère
trente-sept, A. Comte dix-sept. Hoffmann trente-huit.
Cette diversité d'opinions montre la difficulté du
problème ; mais il ne semble pas qu'elle doive faire
rejeter une hypothèse non contrôlée, basée cependant sur des faits positifs d'observation.

Nous ne pouvons prendre nettement parti dans
un débat aussi vieux que la pensée humaine, mais la
conception de Gall nous paraît très rationnelle. En
attendant confirmation nous admettons avec lui que
chacune de nos facultés est mise en jeu par un organe cérébral et qu'il existe un rapport entre le
développement de ces facultés et le volume de l'organe correspondant. Avec Gall nous distinguons dans
la nature humaine des facultés, c'est-à-dire des qualités, des activités distinctes et primitives de l'esprit,
différentes des grandes dispositions, des pouvoirs de
l'esprit qui sont des modalités d'action des facultés.

Quant aux organes, sans avoir l'intention de défendre la cranioscopie dont la cause est presque entendue, il nous semble que Gall n'a pas été bien loin de la vérité lorsqu'il a admis leur existence et le rapport de leur volume avec le degré de développement des facultés mentales.

N'est-il pas possible en effet d'attribuer à la corticalité du cerveau des fonctions distinctes suivant ses diverses régions ? Ne songeons pas à l'organe de l'orgueil, de la ruse, de la crainte, etc., ne pensons qu'au principe de la pluralité des organes ; il est encore en grand honneur aujourd'hui. Les travaux de Broca, les expériences de Fritsch et Hitzig ont localisé la faculté du langage de la parole à un point très limité, le pied de la troisième circonvolution frontale gauche (1).

Depuis ce moment les recherches de Ferrier, de Brown-Séquard, de Lussana, de Carville et Duret, de Raymond, de Charcot et nombre de physiologistes contemporains ont amené la découverte d'autres régions ayant une fonction déterminée, la zone sensitivo-motrice, le centre de la mémoire des sons et de la parole, pour ne parler que des plus incontestées. Cette phase actuelle de la théorie cérébrale a été la conséquence la plus manifeste de la doctrine de Gall.

L'organologie devait, à son époque, faire soupçonner Gall de matérialisme ; l'accusation ne fut pas

---

(1) Notons en passant qu'on trouve dans Gall cette localisation à peu près exprimée : il place l'organe de la parole au-dessus de la voûte orbitaire, à la partie inférieure des circonvolutions frontales.

la moindre de celles dont on l'a accablé. La cour de
Vienne, Napoléon, les spiritualistes n'y manquèrent
pas. La seule lecture des *Fonctions du cerveau* et de
l'*Anatomie et physiologie du système nerveux* montre
un tout autre esprit. Gall proteste sans cesse contre
cette accusation imméritée.

Tandis que, d'accord avec les Pères de l'Église, les moralistes et avec les instituteurs, nous démontrons l'influence
de l'organisation sur l'exercice des facultés intellectuelles,
sans rendre pour cela l'âme matérielle, Walter, Ackermann,
Steffens et une foule d'autres crient à l'effroyable matérialisme (1).

En effet, on ne peut lui reprocher d'être matérialiste. Il était spiritualiste, sans l'être à la façon de
Lélut et de Flourens. Il croyait à un principe supérieur qui existe en dehors de nous, l'idée du moi, et
il admettait l'existence de l'âme. Il ne la séparait pas
de l'homme physique, mais cela ne suffit pas pour
être matérialiste.

Nous avons jusqu'ici laissé la cranioscopie de côté,
comme un procédé fantaisiste et inexact. Il est impossible, en effet, d'admettre la théorie de ce relief cranien composé de dépressions et de proéminences
limitées, prenant naissance sur la surface des hémisphères et repoussant la paroi osseuse. Le cerveau
présente une surface régulière et, de plus, les os du
crâne, sauf quelques cas de ramollissement pathologiques, sont beaucoup trop résistants pour se laisser
déformer par une substance aussi molle que la
matière cérébrale.

(1) *Anatomie et physiologie du système nerveux*, t. I, préface, p. 33.

Cependant si la craniologie de Gall doit être reje-
tée, nous faisons une restriction pour son principe
général. Rien n'autorise à croire que le volume de
l'encéphale, et par suite la surface du crâne, soient
en rapport, jusque dans des régions très circons-
crites, avec le développement des facultés particulières, l'hypothèse est même invraisemblable. Mais ce
principe de proportionnalité entre le volume du cerveau et le développement mental n'existe-t-il pas
pour la totalité de cet organe, et le crâne n'en subit-
il pas une influence dans sa forme générale ? Le problème a été soulevé par Gall, mais il n'a pas été laissé
dans l'oubli.

Parchappe, en 1836, a observé des individus et
confirmé que chez eux le volume de la tête est proportionnel au degré de leur intelligence. Ses procédés ne présentant pas une rigueur toute scientifique, Broca les a repris avec plus de précision.
Celui-ci a comparé les internes et les manouvriers
de Bicêtre et ses expériences l'ont amené à conclure
que chez les premiers la région frontale était plus
développée que chez les seconds ; ceux-ci en revan-
che possédaient une région occipitale plus marquée.

Nous ne saurions passer sous silence les recherches de M. le professeur Lacassagne : l'analyse du travail qu'il a publié en 1878 (1) offre une importance capi-
tale. Il a démontré que la morphologie cranienne a
subi une évolution parallèle à celle des connaissan-

(1) LACASSAGNE et CLIQUET : De l'influence du travail intellectuel
sur le volume et la forme de la tête, in *Annales d'hygiène publique et
de médecine légale*, 2ᵉ série, t. L, juillet 1878.

ces humaines. Les sculpteurs grecs nous ont laissé un type général dont la tête nous paraît petite sur les formes athlétiques du corps : le front est étroit et couvert, la tête est large et arrondie à sa partie postérieure. L'époque de la Renaissance, plus intellectuelle, nous a laissé des portraits de personnages dont le front est plus large et plus découvert. Mais tous ces types présentent encore un développement moins marqué de la région frontale que les hommes de notre époque.

Par la comparaison des races, M. le professeur Lacassagne a été amené à une conclusion bien plus curieuse. Dans les races civilisées, la suture des os du crâne est tardive ; chez les nègres, elle est précoce ; n'est-ce pas que l'ostéogenèse cranienne est sous la dépendance du travail cérébral ? La tête grossit pendant la période d'activité psychique et la circonférence maxima présente de vingt-cinq à soixante ans un écart plus grand chez les individus dont le cerveau travaille que chez les manouvriers par exemple. C'est un fait d'observation courante ; notre maître nous rapporte à ce sujet une curieuse anecdote de Gladstone : celui-ci ne put se coiffer à l'âge de soixante-quinze ans d'un chapeau qu'il portait à trente. Les phénomènes congestifs qui doivent, d'après un rigoureux déterminisme, accompagner l'effort cérébral, expliqueraient assez bien cette poussée de l'encéphale sur l'ensemble de la voûte cranienne à laquelle les sutures non ossifiées assurent une certaine malléabilité.

Cette hypothèse demandait une vérification scientifique, qui a fait l'objet des recherches de M. le professeur Lacassagne. En prenant le diagramme de la tête à l'aide du conformateur des chapeliers, procédant lui-même, dans des conditions identiques pour tous ses sujets dont les cheveux sont coupés ras, il a comparé les médecins stagiaires du Val-de-Grâce, les sous-officiers ou soldats assez lettrés en traitement dans cet hôpital, et un certain nombre d'illettrés ; il avait là trois degrés de développement intellectuel. Rapprochant les diamètres bi-frontal, bi-occipital, longitudinal, il formule les conclusion suivantes :

1° la tête est plus développée chez les gens instruits qui ont fait travailler leur cerveau que chez les illettrés ou les individus dont l'intelligence est restée inactive ;

2° Chez les gens instruits, la région frontale est relativement plus développée que la région occipitale et si la différence entre les deux régions existe au profit de la dernière, cette différence est minime, alors que chez les illetrés elle est considérable (1).

Aujourd'hui une science cranioscopique s'est ainsi constituée ; elle a ses savants, ses procédés se sont multipliés au point de donner naissance à une craniométrie que Broca a élevée aux recherches mathématiques (2) et que le professeur Bénédikt vient de pousser jusqu'à une instrumentation infiniment précise et jusqu'aux calculs trigonométriques (3).

Ajoutons à cela l'importance que les criminalistes

1   Lacassagne et Cliquet, *loc. cit.*, p. 64, 65.

(2) Broca : *Instructions craniologiques et craniométriques de la Société d'anthropologie de Paris.* 1875.

(3 Bénédikt : *Manuel technique et pratique d'anthropométrie craniocéphalique* (trad. Kéraval), Paris, 1889.

italiens, avec Lombroso, et français, avec le professeur Lacassagne, attachent à la craniologie et à l'anthropométrie cranienne pour décrire le type criminel (*Congrès d'anthropologie criminelle de Rome*, 1885).

Tout ce mouvement, aux résultats déjà positifs et encore en évolution, est fait pour donner à la craniologie une importance assez considérable pour que l'histoire rende à Gall l'hommage d'en être l'auteur.

On pourrait dire beaucoup sur Gall en étudiant les détails de ses découvertes et de ses principes. Nous n'avons pas voulu entreprendre de semblables recherches ; elles auraient enlevé à ce travail la modeste signification que lui attribue le protocole universitaire. Nous avons seulement cherché à montrer la grande place de Gall dans l'histoire de la science et son rôle important dans l'évolution de l'esprit humain, espérant par là attirer sur son œuvre l'attention qu'elle mérite.

CONCLUSIONS

—————

I. — Gall se présente sous un double aspect ; la cranioscopie l'a surtout fait attaquer et ridiculiser par des esprits parfois superficiels ; mais il a été aussi un savant et un philosophe méconnu de son temps et oublié depuis sa mort.

Il s'est révélé profond érudit ; il connaissait bien l'histoire de l'humanité et de la science. Il avait une grande puissance de travail et son énergie lui permit de propager ses idées avec une persévérance dont ses nombreux adversaires ne vinrent pas à bout ; il joignait à cela un esprit perspicace et une vaste intelligence qui lui firent embrasser tout le problème de la nature humaine.

II. — Le premier, il a décrit la structure générale du système nerveux en distinguant la substance blanche et la substance grise ; sa conception des ganglions et des fibres a fixé les fonctions conductrices des nerfs et leur dépendance à l'égard de la substance grise.

Il a déterminé la physiologie du système nerveux encore inconnue malgré les travaux de Haller, Vicq d'Azyr et Bichat. Le premier, il a montré l'action prépondérante du cerveau sur tout l'organisme ; il en fait le siège du *sensorium commune* et l'intermédiaire entre l'âme et le corps.

Il a montré que l'encéphale est l'organe des phénomènes psychiques ; ceux-ci ne sauraient avoir lieu sans un substratum anatomique. Par phénomènes psychiques il n'entendait pas seulement les faits intellectuels, les actes volontaires et les sensations, mais aussi les sentiments, les passions, les instincts, contrairement à l'opinion de Bichat et des autres physiologistes qui les considéraient comme des manifestations viscérales.

Il a étudié les phénomènes de la vie animale en eux-mêmes, par l'observation et les renseignements historiques et s'est fait de la nature humaine une conception nette et positive. Les facultés ou dispositions sont innées pour lui ; elles sont seulement modifiées par les circonstances extérieures, milieu social, éducation, conditions climatériques. Chacune d'elles entre en action avec l'aide d'un organe, et l'encéphale est formé par la réunion de ceux-ci. Devançant Darwin par un déterminisme précoce, il admettait que le volume de ces organes est proportionnel au développement des facultés correspondantes.

On lui a beaucoup reproché d'avoir admis l'influence du cerveau sur la conformation du crâne et la possibilité de reconnaître les qualités d'un individu

par le relief de la tête. Gall a fait dans sa craniologie
une application trop précise par ses détails; mais le
principe repose sur des faits d'observation incontestables. Les recherches sur l'évolution de la boîte
cranienne, des considérations historiques et anthro-
pologiques ont confirmé les judicieuses remarques
de Gall et la cranioscopie s'honore aujourd'hui de
noms qui font autorité.

III. — Gall, par ses vastes connaissances, a subi
des influences certaines. La biologie naissante avec
Diderot, Georges Leroy, Bichat, Lamarck, l'avait
amené à étudier le problème de la vie ; les considérations de Lavater, de Georges Leroy et peut-être de
Cabanis avaient attiré son attention sur les rapports de
l'homme physique et de l'homme moral ; il a synthé-
tisé ces connaissances et atteint au faîte du problème
philosophique ; toutes les manifestations vitales ont
été l'objet de ses recherches.

De semblables principes étaient nouveaux au début
du xixe siècle ; en les formulant nettement le premier,
Gall devait provoquer un immense mouvement. En
effet, son action se fait fortement sentir sur l'anatomie
et la physiologie du système nerveux dans Broussais,
Flourens, Vulpian, Magendie et la théorie actuelle
des localisations cérébrales ; la pathologie mentale,
avec Esquirol et l'École de la Salpétrière s'inspire de
ses idées ; et la philosophie d'A. Comte enfin procède
du positivisme de Gall. Sauf Broussais et A. Comte,
tous ces esprits se sont refusés à reconnaître cette
influence, mais ils l'ont subie sans en nommer le pro-

moteur, que les spiritualistes avaient fait tomber dans l'oubli.

Gall paraît cependant attirer l'attention dans ces derniers temps. Les psychologues admettent aujourd'hui les rapports du physique et du moral ; des philosophes américains et les criminalistes italiens et français montrent qu'il doit exister des organes pour les diverses facultés mentales : si ceux-ci ne sont pas encore découverts il n'est pas démontré qu'ils n'existent pas. Toutes ces considérations se trouvent dans l'œuvre de Gall.

BIBLIOGRAPHIE

Audibert. — Étude sur la physiognomie et la physiognomonie. Bordeaux, 1892.

Autommarchi. — Mémoires.

Bailly (E.-M.). — L'existence de Dieu et la liberté morale, démontrées par des arguments tirés de la doctrine du Dr Gall. Paris, 1824.

Bénédikt. — Manuel technique et pratique d'anthropométrie craniocéphalique (trad. Kéraval). Paris, 1889.

Bérard et de Montègre. — Cranioscopie, in Dictionnaire des sciences médicales, t. VII, 1813.

Bertrand (Alexis). — Science et psychologie. Nouvelles œuvres inédites de Maine de Biran. Paris, 1887.

Bessières. — Introduction à l'étude philosophique de la phrénologie. Paris, 1836.

Bichat. — Recherches physiologiques sur la vie et sur la mort. Paris, 2ᵉ édit., 1802.

Bischoff. — Exposition de la doctrine cranioscopique du Dr Gall (trad. Barbeguière). Paris, 1806.

Broca. — Instructions craniologiques et craniométriques de la Société d'anthropologie de Paris, 1875.

Broussais (Victor). — Cours de phrénologie. Paris, 1836.

— De l'irritation et de la folie, ouvrage dans lequel les rapports du physique et du moral sont établis sur les bases de la médecine physiologique. Paris, 1828.

— In Annales de la médecine physiologique, 1828, t. XIV.

— In Revue encyclopédique, août 1828.

Cabanis. — Rapports du physique et du moral de l'Homme. Paris, 1802.

Comte (Auguste). — Système de politique positive. Paris, 1851-1854

Cuvier. — Rapport sur un mémoire de MM. Gall et Spurzheim, relatif à l'anatomie du cerveau.InMémoires de l'Institut, classe des sciences mathématiques et physiques, 1808, p. 109-160.

Demangeon. — Physiologie intellectuelle. Paris, 2ᵉ édition, 1808.

Double. — Exposition raisonnée du système cranioscopique du docteur Gall. In Journal général de médecine, 1806, t. XX.

Dubois (d'Amiens). — Examen des doctrines de Cabanis et de Gall, 1845.

Dubuisson. — La théorie cérébrale, sa fondation, son développement, son application, in Tribune Médicale, nᵒˢ 462 et suiv.

Dupau. — In Revue encyclopédique, août 1828.

Duval (Mathias). — Les localisations cérébrales. In Tribune médicale, 13 mai 1877.

Edinger. — Anatomie des centres nerveux (trad. Siraud). Paris, 1889.

Flourens. — De la phrénologie et des études vraies sur le cerveau, Paris, 1863.

  — Examen de la phrénologie, Paris 1845.

  — In Revue encyclopédique, septembre 1819-mars 1820.

Fossati. — Manuel pratique de phrénologie d'après la doctrine de Gall. Paris, 1845.

  — In Journal de la Société de phrénologie de Paris, avril 1835.

  — Gall. In Hœfer, Nouvelle biographie générale (Firmin-Didot), Paris, 1857, t. X.

Fouillée. — Histoire de la philosophie, 1875.

Gall. — Philosophische medicinische Untersuchungen über Kunst und Natur im gesunden und kranken Zustand des Menschen. Vienne, 1791.

  — Lettre au baron J.-F. de Retzer, in Neuer Deutscher Merkur, t. III, livraison 12, 1798 (traduction in Journal de la Société de phrénologie de Paris, 1835).

  — Craniologie ou découvertes nouvelles concernant le cerveau, le crâne et les organes (traduction de l'allemand), Paris, 1807 (leçons recueillies).

  — Discours d'ouverture à la première séance du cours public sur la physiologie du cerveau. Paris, 1808.

  — Cerveau. Crâne. In Dictionnaire des sciences médicales, 1813.

  — Anatomie et physiologie du système nerveux en général et du cerveau en particulier. Paris, 1810-1819.

  — Sur les fonctions du cerveau et sur celles de chacune de ses parties. Paris, 1822-1825.

Gall et Spurzheim. — Mémoire présenté à l'Institut, 14 mars 1808.

GALL et SPURZHEIM. — Recherches sur le système nerveux en général et sur celui du cerveau en particulier, mémoire présenté à l'Institut, suivi de remarques sur le rapport qui en a été fait par MM. les commissaires Paris, 1809.

— Des dispositions innées de l'âme et de l'esprit. Paris, 1811.

GUILLOT. — Exposition anatomique de l'organisation des centres nerveux. Paris, 1844.

HAHN (L.). — Gall. In Dechambre. Dictionnaire encyclopédique des sciences médicales.

HALLER. — Éléments de physiologie (trad. Bordenave). Paris, 1769, deuxième édition.

HEGER. — Gall. In Ch. Richet. Dictionnaire de physiologie, t. VI.

HOFFMANN. — The science of the mind applied to teaching. New-York, 1894.

IMBERT. — Avis aux artistes lyonnais. Lyon, 1829.

— Prodrome d'une nouvelle doctrine médicale. Paris, 1833.

LACASSAGNE et CLIQUET. — De l'influence du travail intellectuel sur le volume et la forme de la tête. In Annales d'hygiène publique et de médecine légale, 2e série, t. I., juillet 1878.

LACASSAGNE. — De la responsabilité. Les fonctions cérébrales d'après Gall et Auguste Comte. Cours magistral, 1886.

— Congrès d'antrhopologie criminelle de Rome. In Archives de l'anthropologie criminelle. t. I. p. 167. 1886.

LALLEMAND. — Recherches anatomico-pathologiques sur l'encéphale et ses dépendances. Paris, 1830.

LAROUSSE. — Gall. In Dictionnaire universel.

LAVATER. — Étude sur la physionomie. La Haye, 1781.

LÉLUT. — Rejet de l'organologie phrénologique. Paris, 1836.

— Qu'est-ce que la phrénologie ? Paris. 1836.

LEMOINE. — Contribution à la détermination et à l'étude expérimentale des localisations fonctionnelles encéphaliques. Paris, 1886.

LÉPINE. — De la localisation dans les maladies cérébrales. Paris, 1875 (thèse d'agrégation).

LEROY (Georges). — Lettres sur les animaux 1762-1781. 4e édition par Robinet, 1862.

MARTINEAU (Miss). — Gall. In Nouveau Calendrier des grands hommes (traduction Avezac-Lavigne), t. II.

NACQUART. — Traité sur la nouvelle physiologie du cerveau. Paris, 1808.

NIVELET. — Gall et sa doctrine. Paris. 1890.

OMBROS. — Voyage phrénologique à la Grande-Chartreuse, Lyon. 1835.

PAITRE. — Diderot biologiste. Lyon, 1904.

Poupin. — Esquisses phrénologiques et physiognomiques. Paris, 1836.

Rebouam. — In Annales de la médecine physiologique, 1828, t. XIV.

Ribéry. — La phrénologie en Amérique In Revue philosophique, février 1903.

Sarlandières. — In Journal universel des sciences médicales, 1828, t. XIV.

Sizer. — How to teach according to temperament and mental developement. New-York, 1888.

Soury. — Le système nerveux central, 1899.

Spurzheim. — Observations sur la phrénologie ou la connaissance de l'homme moral et intellectuel. Paris, 1810.

Verdier. — La craniomanie du Dr Gall anéantie au moyen de l'anatomie et de la physiologie de l'âme. Paris, 1808.

Villiers (de) — Lettre de G. Cuvier sur une nouvelle théorie du cerveau par le Dr Gall. Metz, 1802.

Warnotz et Laurent. — Les localisations cérébrales et la topographie cranio-encéphalique. In Journal de médecine, de chirurgie et de pharmacologie de Bruxelles, 1892.

Ouvrages à consulter :

Ackermann. — Die Gallsche Hirnschædel und Organenlehre. Heidelberg, 1806.

Hufeland. — Bemerkungen über Gall's Gehirnorganenlehre. Heidelberg, 1806.

Laennec. — Exposition et examen de la doctrine du docteur Gall. In Journal de médecine de Corvisart, Leroux, Boyer, 1806, t. XII.

Mœbius. — Ueber F.-J Gall. Leipzig, 1899.

— Ueber die Anlage zur Mathematik, Leipzig, 1900.

Reisch (F.-Gregorio). — Margarita philosophica. Fribourg, 1503. Strasbourg, 1504.

Sœmering. — Lehre von Gehirn und von den Nerven, Mayence, 1788.

Spurzheim. — The diseased manifestation of the mind. Londres, 1817.

Walter. — Kritische Darstellung der Gallschen, etc. Zurich, 1802.

— Etwas über Herrn Doctor Gall's Hirnschædellehre. Berlin, 1805.

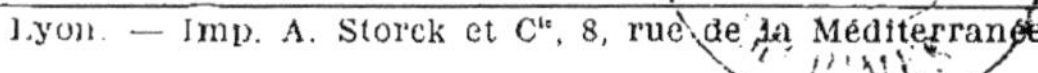